Begrenzte Existenz

Niklas Großmann

Begrenzte Existenz

Sterbehilfe und Tod als professionelle Herausforderung für die Soziale Arbeit in Deutschland

PETER LANG
Frankfurt am Main · Berlin · Bern · Bruxelles · New York · Oxford · Wien

Bibliografische Information der Deutschen Nationalbibliothek
Die Deutsche Nationalbibliothek verzeichnet diese Publikation in der Deutschen Nationalbibliografie; detaillierte bibliografische Daten sind im Internet über <http://www.d-nb.de> abrufbar.

Umschlaggestaltung:
Olaf Glöckler, Atelier Platen (Friedberg)

ISBN 978-3-631-57830-8

www.peterlang.de

Vorwort

Sterbehilfe ist im gegenwärtigen gesellschaftlichen Diskurs ein von vielfältigen Spannungen bestimmtes Thema:

* Der weitgehenden Verdrängung von Tod und Sterben aus dem öffentlichen Bewusstsein steht eine hohe Popularität des Themas in den Medien gegenüber.

* Das Verständnis des Begriffs Sterbehilfe selbst ist widersprüchlich, weil über den Unterschied von aktiver und passiver Sterbehilfe weithin Verwirrung herrscht.

* Die Frage, wer eigentlich welches Interesse an Sterbehilfe hat - die Sterbenden selbst oder ein gesellschaftliches Umfeld, das Leiden nicht erträgt –, ist vielfach unklar.

* Durch die als "Euthanasie" bezeichnete Ermordung behinderter Menschen im Nationalsozialismus ist die Thematik in Deutschland nachhaltig in besonderer Weise belastet.

* Die auch in der Gegenwart bezeugten missbräuchlichen, bisweilen sogar kommerzialisierten Formen der Sterbehilfe diskreditieren ernsthafte Versuche, Sterbenden das Ende ihres Lebens nicht nur physisch zu erleichtern, sondern ihnen Hilfe zu einem sinnerfüllten Ende zu geben.

Die Hospizbewegung hat - neben den manchmal erregt geführten öffentlichen Diskussionen - in ihrer praktischen Arbeit in aller Stille Maßstäbe für eine neue Sterbekultur gesetzt, in der die Sterbenden selbst, aber auch ihre Angehörigen, das Lebensende als einen zum Leben selbst gehörenden Vorgang erfahren.

Mit der Hospizarbeit ist aber auch eine Professionalisierung der Begleitung Sterbender eingetreten, die in die Konzepte Helfender Berufe - insbesondere die der Sozialen Arbeit - einbezogen werden muss. Anders gesagt: Sterbehilfe gehört unabdingbar zum Spektrum der Handlungsfelder von Sozialarbeit/Sozialpädagogik.

Der Aufgabe, wie sich Soziale Arbeit dieser Herausforderung zu stellen hat, wendet sich die Arbeit von Niklas Großmann zu, und zwar unter der Spannung zweier leitender Gesichtspunkte:

1. Dem Anspruch auf Individualität im Sterben.

2. Der Notwendigkeit einer Legitimation von Sozialer Arbeit im Bereich von Schwersterkrankung und Sterben, die naturgemäß nicht von der Frage nach verbindlichen allgemeinen Qualitätsstandards bedacht werden kann.

Die Arbeit stellt eine geglückte Verbindung von handlungsorientierten Konzeptbildungen mit der Tiefendimension ethischer Fragestellungen dar. Insofern ist sie ein gelungener Beitrag zum gegenwärtigen Gespräch über Sterben und Sterbehilfe im Rahmen sozialarbeitswissenschaftlicher Theoriebildung.

Hannover, den 11. Oktober 2007 Prof. Dr. Michael Brömse

Inhaltsverzeichnis

Abbildungs- und Abkürzungsverzeichnis

Abbildungsverzeichnis

Abkürzungsverzeichnis

Abb.	Abbildung
BAG	Bundesarbeitsgemeinschaft Hospiz e.V.
BGH	Bundesgerichtshof
BMG	Bundesministerium für Gesundheit
BMJ	Bundesministerium der Justiz
bzw.	beziehungsweise
CDU	Christlich Demokratische Union
CPME	Comité Permanent des Médecins Européens = Ständiger Ausschuss der europäischen Ärzte
DBK	Deutsche Bischofskonferenz
DV	Deutscher Verein für öffentliche und private Fürsorge
ebd.	ebendort
EKD	Evangelischen Kirche in Deutschland
e.V.	eingetragener Verein
f.	folgende Seite
ff.	folgende Seiten
GG	Grundgesetz
Hrsg.	Herausgeber
http	Hypertext Transfer Protocol (englisch) Übertragungsschnittstellen-Standard im Internet
Jg.	Jahrgang
KaEKD	Kirchenamt der Evangelischen Kirche in Deutschland
Kap.	Kapitel
KEK	Klinisches Ethik-Komitee der Medizinischen Hochschule Hannover
M	Material
MHH	Medizinische Hochschule in Hannover
Mio.	Million

MinHWS	Ministry of Health, Welfare and Sport, Netherlands. (Ministerium der Gesundheit, der Wohlfahrt und des Sports in den Niederlanden)
n.	nach
NS	Nationalsozialistisch
S.	Seite
s.	siehe
SPD	Sozialdemokratische Partei Deutschlands
StBA	Statistisches Bundesamt
StGB	Strafgesetzbuch
SVR	Sachverständigenrat für die Konzertierte Aktion im Gesundheitswesen
URL	Uniform Resource Locator (englisch)
USA	United States of America (Vereinigte Staaten von Amerika)
vgl.	vergleiche
ZEKO	Zentrale Ethikkommission zu Wahrung ethischer Grundsätze in der Medizin und ihren Grenzgebieten
ZHGB	Charitécentrum für Human- und Gesundheitswissenschaften
z.B.	zum Beispiel
z.T.	zum Teil

1. Einleitung[1]

Die Aufgabe, sich mit der Begrenztheit der menschlichen Existenz – damit auch der eigenen Endlichkeit des Seins – in Form einer Diplomarbeit zu befassen, verlangt nicht unbedingt nach einer Erklärung. Dennoch wird der Versuch unternommen, die persönliche Motivation zur Bearbeitung dieses Themas zu klären. Das Gesamtbild der Arbeit soll auf diese Weise in einen klareren Sinnzusammenhang rücken. Trotz des wissenschaftlichen Anspruches an Objektivität ist eine persönliche Akzentuierung nie ganz auszuschließen.

Student unterstützt diese Art der inhaltlichen Herangehensweise. Er betrachtet den Umgang mit dem Tod nicht ausschließlich als Thema des Sterbenden, sondern schließt in seine Überlegungen auch die persönliche Betroffenheit der Helfenden mit ein.[2] Sozialarbeiter sind in der Regel, wenn es sie nicht selbst anbelangt, der Gruppe Helfender zuzuordnen. Als angehender Sozialarbeiter muss man sich dieser ambivalenten Rolle des (mit-)betroffenen Helfers jederzeit bewusst sein. Individuelle Schicksale, wie sie für die *Soziale Arbeit*[3] kennzeichnend sind, sollte man als Sozialarbeiter nicht einfach „beiseiteschieben". Die gegensätzliche Reaktion ist in diesem Fall sinnvoll. Man muss fähig sein, gerade auch vor dem Hintergrund autobiographischer Erfahrungen, berufliche Alltags- und Stresssituationen in ausreichendem Umfang reflektieren zu können.

---

1 Anmerkung zur formellen Gestaltung der Arbeit: Es ist schwierig, durchgängig die weibliche und die männliche Form der Anrede zu gebrauchen. Es wird darum ausschließlich die männliche Form genutzt. Ich bitte Sie also, auch immer sich die weibliche Form mitzudenken.

2 Vgl. *Student* (1999), S. 12.

3 *Soziale Arbeit* ist im gesamten Verlauf der Arbeit als Oberbegriff für Sozialarbeit und Sozialpädagogik zu verstehen.

An dieser Stelle mache ich als der Verfasser dieser Arbeit persönliche Ausführungen, die meine eigene Person in eine tatsächliche Beziehung zu dem thematischen Inhalt der Arbeit setzt. Es geht darum, wie Student schreibt, glaubwürdig zu bleiben.[4]

Rückblickend auf meine Kindheit und Jugend stelle ich heute fest, dass ich Sterben und Tod in meiner Umwelt oder Verwandtschaft kaum bewusst wahrgenommen habe. Der Tod betraf mich nicht direkt. Möglicherweise würde mich dieser Gegenstand der Sozialen Arbeit heute noch immer nicht interessieren, wenn mein Bruder noch am Leben wäre. Er beging im Jahre 1997 im Alter von 23 Jahren einen Suizid. Das Kapitel 2.4.3. *Recht auf Leben – Recht auf Sterben* ist demzufolge durch diese persönliche Erfahrung mitgeprägt.

Erst Jahre später, als ich im Frühjahr 2004 mit dem Studium an der Ev. Fachhochschule in Hannover begann, beschäftigte ich mich auf professionelle Weise mit Sterben und Tod. Ich absolvierte ein Praktikum bei dem ambulanten Palliativ- und Hospizdienst des Ev. Stadtkirchenverbandes in Hannover. Später entwickelte sich hieraus eine ehrenamtliche Tätigkeit. Ich begleitete sterbende Menschen, die, so betont es Theilemann ausdrücklich, lebende Menschen sind.[5]

Meine persönlichen Einlassungen möchte ich mit einem Beispiel aus der Tätigkeit in der eben erwähnten Sterbebegleitung abschließen. In Erinnerung bleibt mir eine Frau, die deutlich unter starken Schmerzen zu leiden hatte. Sie verstarb im letzten Jahr. Das Leiden dieser krebskranken Frau ist ein wesentlicher Beweggrund für die Entwicklung des Kapitels 2.4. ff. *Angst vor dem Tod – Angst vor dem Leiden*. Die Frage nach dem Sinn des Leidens, die

4 Vgl. *Student* (1999), S. 12.
5 Vgl. *Theilemann* (2006), S. 90.

nach Weber weiterhin ein Thema darstellt,[6] wird unter anderem in diesem Kapitel betrachtet.

Sterben und Tod sind Themen, die im alltäglichen gesellschaftlichen Leben kaum wahrgenommen werden. In der Literatur ist die Rede von einer offensichtlichen Verdrängung des Todes durch die Gesellschaft.[7] Sterben findet folglich unter ganz bezeichnenden gesellschaftlichen Rahmenbedingungen statt.

Anschaulich beschreibt Wiedemann am Beispiel einer Leichenüberführung in Aachen den bestehenden gesellschaftlichen Umgang mit dem Tod. Der Leichenwagen fährt frühmorgens an den Hintereingang eines Hauses heran, um von dort in die Tiefgarage zu gelangen. Ist der Wagen dort angekommen, wird der Leichnam aufgenommen. Dies alles passiert, wie sie schreibt, hinter verschlossen Türen.[8] Auch in Krankenhäusern, wo in der heutigen Zeit mehr als 50% der Menschen sterben,[9] spricht man zum Teil nicht offen über das Sterben und den Tod.[10]

Neben dieser Form von gesellschaftlicher Verdrängung, die das Thema gleichsam zu einem Tabu macht, gibt es inzwischen noch andere Umgangsformen mit Sterben und Tod umzugehen. Es handelt sich hierbei einerseits um das Prinzip von Palliative Care, das die Palliativmedizin und den Hospizgedanken miteinander verknüpft und die *aktive Sterbehilfe* nicht vorsieht. Es lehnt sie ab. Andererseits gibt es Sterbehilfe-Organisationen, so z.B. den schweizerischen Verein Dignitas. Dignitas bietet den begleiteten Freitod als Dienstleistung an. In Hannover unterhält der eingetragene Verein seit Ende September 2005 seinen ersten Tochterverein

---

6 Vgl. *Weber* (2006), S. 13.
7 Vgl. *Mennemann* (1998), S. 99.
8 Vgl. *Wiedemann* (1999), S. 35.
9 Vgl. *Müller-Busch* (2001), S. 16 ff.
10 Vgl. *Küng* (1998), S. 18.

außerhalb seines Hauptsitzes in Zürich.[11] Beide Bewegungen, wenn man sie denn als solche bezeichnen kann, unterscheiden sich vollständig in ihrer weltanschaulichen Ausrichtung.

Mit der Thematik von Sterben und Tod sieht sich die Soziale Arbeit in ihrer täglichen Berufspraxis konfrontiert. Sozialarbeiter unterstützen beispielsweise in speziellen Beratungsstellen Klienten, die an Aids erkrankt sind.[12] In Krankenhäusern angestellte Sozialarbeiter müssen sich der Thematik von Sterben und Tod zwangsläufig ebenso stellen. Demzufolge bleibt festzuhalten, dass die berufliche Auseinandersetzung mit Sterben und Tod gewiss ein Thema für jeden Sozialarbeiter ist und damit auch ein Thema auch für die Diplomarbeit.

Soziale Arbeit ist eine Art der Dienstleistung. Sie richtet sich in der Regel an Menschen, die in irgendeiner Form der Hilfe und Unterstützung seitens eines Dritten bedürfen. Mennemann nennt „die Restituierung der durch (gesellschaftliche) Umstände gefährdeten Subjektivität beziehungsweise die Verwirklichung des Subjektstatus für jeden Menschen“[13] als Ziel für die sozialpädagogische Hilfe. Überträgt man diese Vorgabe auf die Arbeit mit Sterbenden und deren Angehörigen, so erscheint das von Mennemann formulierte Ziel in der Praxis unerreichbar zu sein. Ein Sterbender wird sterben. Auf diese vermeintliche Unvereinbarkeit geht das Kapitel *Soziale Arbeit mit Sterbenden und Angehörigen* ausführlicher ein (s. Kap. 4.3. ff.).

Für die Bearbeitung und Entwickelung dieser Arbeit ergeben sich hieraus zwei zentrale Punkte.

---

11 Vgl. *Altwig/Morchner* (2005 a).

12 Vgl. *Mennemann* (1998), S. 5.

13 *Mennemann* (1998), S. 27.

Es geht einerseits darum, in Bezug auf die faktische ***Legitimation der Sozialen Arbeit*** im Bereich der professionellen Arbeit mit Schwerstkranken und Sterbenden einen eigenen Standpunkt auszudrücken, andererseits um die Bedeutung und das Verständnis von ***Individualität im Sterben*** in bestimmten gesellschaftlichen Zusammenhängen.

Letzteres ist für die Ausformulierung einer *erkenntnisleitenden Frage* im Zusammenhang mit dieser Arbeit von primärer Bedeutung. Es geht um den einzelnen betroffenen Menschen, dessen Leben sich dem Ende entgegenneigt.

Das Bestreben dieser Arbeit liegt in der Beantwortung folgender Fragestellung:

Inwieweit nehmen die gesellschaftliche Rahmenbedingungen in Deutschland Einfluss auf den individuellen Sterbeprozess und Tod eines Menschen?

Ein Beispiel: Die *aktive Sterbehilfe*, also die Tötung auf Verlangen, ist in Deutschland per Gesetz verboten (§ 216 StGB).[14] In den Niederlanden ermöglicht das Sterbehilfegesetz, das am 1. April 2002 in Kraft trat, die straffreie Euthanasie.[15] Euthanasie bedeutet in diesem Fall die Beendigung eines menschlichen Lebens durch einen Arzt.[16] Ursprünglich kommt der Begriff Euthanasie aus dem Griechischen und bedeutet „schöner Tod".[17] Dieser massive Unterschied zweier Nachbarländer zeigt deutlich, wie verschiedenartig Gesellschaften auf die Situation Sterbender reagieren. Im weiteren

---

14 Vgl. BMJ, URL: http://bundesrecht.juris.de/bundesrecht/stgb/gesamt.pdf Datum Zugriff: 24.01.2007 Online.

15 Vgl. MinHWS, URL: http://www.minvws.nl/en/themes/euthanasia/ Datum Zugriff: 24.01.2007 Online.

16 Vgl. *Schumann* (2004), S. 204.

17 Vgl. *Neuer-Miebach* (2002), S. 938.

Verlauf der Arbeit wird das Sterbehilfemodell in den Niederlanden erneut aufgegriffen. In diesem Zusammenhang dient es lediglich der Verdeutlichung der erkenntnisleitenden Fragestellung.

Der strukturelle und inhaltliche Aufbau der Arbeit, die aus drei Teilen (s. Kap. 2. - 4.) besteht, ergibt sich aus der Orientierung an der vorangehend formulierten erkenntnisleitenden Fragestellung:

Zunächst werden **strukturbezogene und individuelle Aspekte zum Tod** vorgestellt. Die Vermittlung von wissenschaftlichen Fakten, die zum einheitlichen Textverständnis notwendig sind, erfolgt durch die *Begriffsklärung* (s. Kap. 2.1. ff.) und durch die Darstellung von *Demographie und Todesursachen in Deutschland* im darauffolgenden Abschnitt (s. Kap. 2.3. ff.). Das Kapitel 2.4. *Angst vor dem Tod – Angst vor dem Leiden* nähert sich unter Zuhilfenahme der Erkenntnisse von Kübler-Ross dem Kern der Arbeit: der Situation und Perspektive Sterbender.

Im nächsten größeren Teilabschnitt bilden die **Umgangsformen mit Sterben und Tod in Deutschland** den zweckmäßigen Schwerpunkt. Dabei dient das vorangegangene Kapitel als Überleitung. Das Kapitel 3.1. *Das schwere Erbe – Euthanasie im NS-Staat* arbeitet einen Teil der deutschen Geschichte auf, der im Kontext dieser Arbeit nicht fehlen darf. Die „Euthanasie" zur Zeit des Dritten Reiches ist immer zu beachten, wenn in Deutschland über Sterbehilfe oder Sterbebegleitung diskutiert wird.

Das Kapitel 3.2. *Dignitas – Tod gegen Bezahlung in der Schweiz* und das Kapitel 3.3. *Palliativ Care – Ein Prinzip ganzheitlicher Betreuung* dienen der Bearbeitung der Frage nach denkbaren und humanen Formen mit Sterbenden umzugehen. Dabei soll diese Aufgabe nicht in letzter Ausführlichkeit bearbeitet werden, trotzdem stellt sie einen Schwerpunkt der Arbeit dar.

Schließlich werden **Perspektiven und Grenzen der Sterbebegleitung** herausgearbeitet. Das Kapitel 4.1. wirft einen Blick auf *Deutschland im 21. Jahrhundert*, bevor im Kapitel 4.2. *Sterbehilfe* *in den Niederlanden* eine alternative Form im Umgang mit leidenden Sterbenden vorgestellt wird. *Soziale Arbeit mit Sterbenden und Angehörigen* lautet die Überschrift des Kapitels, das einen selbständigen Beitrag zur Theoriediskussion in der Sozialen Arbeit darstellt (s. Kap. 4.3. ff.).

Die Arbeit schließt mit dem ***Resümee*** (s. Kap. 5). Hier werden vor dem Hintergrund der Ausgangsfragestellung die gewonnenen Erkenntnisse bilanziert und eventuelle Schlussfolgerungen gezogen.

Abschließend sei noch eine Anmerkung zu den für diese Arbeit genutzten Materialien gestattet. Die Literaturquellen, die ganz unterschiedliche Einblicke in die Thematik erlauben, sind das Ergebnis einer recht zeitintensiven Recherche. Neben Statistiken aus amtlicher Quelle und gebräuchlicher Fachliteratur zu dieser Thematik lassen sich unter anderem auch Materialien finden, die vom Verein „Dignitas" (*Stand: Oktober 2006;* siehe Anhang) in Zürich stammen.

2. Strukturbezogene und individuelle Aspekte zum Tod

2.1. Begriffsklärung

Für das einheitliche Textverständnis ist es unerlässlich, die Begriffe *aktive Sterbehilfe*, *passive Sterbehilfe* und *Sterbebegleitung* zu erklären und inhaltlich voneinander abzugrenzen. Zuerst geht es um die *aktive Sterbehilfe* und die *passive Sterbehilfe* (s. Kap. 2.1.1. und 2.1.2.). Anschließend ist die *Sterbebegleitung* (s. Kap. 2.1.3.) thematisiert.

2.1.1. Aktive Sterbehilfe

Der Begriff *aktive Sterbehilfe* setzt sich aus zwei Worten zusammen. Das Wort *aktiv* begleitet in seiner Bedeutung eine unternehmende, zielstrebige und ausübende Aktion.[18] Ein Mensch übt bewusst eine zielgerichtete Handlung aus. *Sterbehilfe* wird in der Fachliteratur inzwischen nahezu durchgehend als „Hilfe *zum* Sterben" verstanden.[19] *Aktive Sterbehilfe* bezeichnet demnach eine Handlung, die bewusst auf die vorzeitige Beendigung eines menschlichen Lebens abzielt. Der Betroffene muss der *aktiven Sterbehilfe* zustimmen. Falls er dazu nicht in der Lage sein sollte, zählt sein mutmaßlicher Wille.[20] Die *aktive Sterbehilfe* steht immer in Verbindung zu einer medizinischen Handlung im Sterbeprozess eines Menschen.[21]

---

18 Vgl. *Drosdowski* (1990), S. 42.
19 Vgl. *Pöltner* (2006), S. 251.
20 Vgl. *Stempin* (2006), S. 77 f.
21 Vgl. *Gahl* (2006), S. 25 f.

In Deutschland ist die *aktive Sterbehilfe* nicht erlaubt. Das StGB stellt im § 216 die *Tötung auf Verlangen* unter Strafe. Mit einer Strafe ist auch dann zu rechen, wenn das Verlangen nach Tötung ausdrücklich und glaubwürdig ist.[22] Eine vertiefende und professionelle Auseinandersetzung mit dieser Thematik macht die Kenntnis rechtlicher Grundlagen unentbehrlich.[23]

Das Kapitel 2.2. *Sterbehilfe aus medizinischer, theologischer und juristischer Sicht* nennt die wichtigsten gesetzlichen Bestimmungen zur *Sterbehilfe*.

Schmidt/Verrel unterteilen die *aktive Sterbehilfe* in die *indirekte aktive Sterbehilfe* und die *direkte aktive Sterbehilfe*.

Die *indirekte aktive Sterbehilfe* beschreibt eine medizinische Handlung, die dem Betroffenen im eigenen Sterbeprozess helfen soll. Eine Schmerztherapie ist hierfür ein Beispiel. Aufgrund dieser Therapie kann es zu einer Lebensverkürzung kommen. Sie tritt als eine unbeabsichtigte Nebenfolge der Behandlung auf. Kopfensteiner bezeichnet diesen Vorgang als „Prinzip der Handlung mit Doppelwirkung“[24]. Wesentliches Anliegen dieser medizinischen Intervention ist die Unterstützung des Sterbenden. Dabei ist die Minimierung des Leidens ein wesentlicher Faktor.[25] Die Sterbensverkürzung erhält den Vorzug vor einer medizinisch-technischen Lebensverlängerung.[26]

Für den behandelnden Arzt ergeben sich keine strafrechtlichen Konsequenzen, wenn seine Vorgehensweise dem Willen (auch dem mutmaßlichen Willen) des Sterbenden entspricht.[27] Diese Auffassung wird auch durch Lipp geteilt. Strafgerichte erklären die

---

22 Vgl. Beck-Texte (2004), S. 104.

23 Vgl. *Mennemann* (1998), S. 178.

24 *Kopfensteiner* (1999), S. 200.

25 Vgl. *Schmidt/Verrel* (2003), S. 11 ff.

26 Vgl. *Gahl* (2006), S. 44.

27 Vgl. *Schmidt/Verrel* (2003), S. 11 ff.

Gabe von Medikamenten oder Schmerzmitteln, die als Nebenwirkung das Leben verkürzen, grundsätzlich für zulässig.[28]

Dagegen ist die *direkte aktive Sterbehilfe* in Deutschland verboten und unter Strafe gestellt. Sie entspricht einer Tötung auf Verlangen. In der Einleitung ist die niederländische Rechtslage angeführt. *Aktive Sterbehilfe* ist dort unter bestimmten Bedingungen nicht strafbar. In den Niederlanden bezeichnet man die zielbewusste Beendigung des menschlichen Lebens durch einen Arzt nicht als *aktive Sterbehilfe*, sondern als Euthanasie. Diese Feststellung ist für das Kapitel *Sterbehilfe in den Niederlanden* bedeutsam.

Die *direkte aktive Sterbehilfe* beendet vorsätzlich und zielgerichtet das menschliche Leben. Durch einen medizinisch nicht gebotenen Eingriff soll dem Sterbenden Leid erspart bleiben.[29] Im Gegensatz zu der *indirekten aktiven Sterbehilfe*, die eine Reduzierung der Leiden für den Betroffenen zum Ziel hat, erspart die *direkte aktive Sterbehilfe* dem Betroffenen jegliches Leiden.

Es ist festzuhalten, dass der Begriff der *aktiven Sterbehilfe* in sich noch einmal zu differenzieren ist: Es gibt die *indirekte aktive Sterbehilfe* und die *direkte aktive Sterbehilfe*. Sie unterscheiden sich in ihrer Bedeutung zum Teil erheblich voneinander. Beide Fachtermini müssen daher als solche bekannt sein.

2.1.2. Passive Sterbehilfe

In Anlehnung an das vorangegangene Kapitel über *aktive Sterbehilfe* erfolgt die Annäherung an die *passive Sterbehilfe* in entsprechender Form. Die Bedeutung von *Sterbehilfe* ändert sich in diesem Zusammenhang nicht. Sie bleibt identisch. *Sterbehilfe* ist Hil-

---

28 Vgl. *Lipp* (2005), S. 5.
29 Vgl. *Schmidt/Verrel* (2003), S. 11 ff.

fe *zum* Sterben. Dieser Standpunkt lässt sich nicht nur bei dem bereits zitierten Pöltner, sondern auch bei Thiele wiederfinden.[30]

Für das Wort *passiv* lassen sich unter anderem folgende Bedeutungen finden: teilnahmslos, still und dulden.[31] Im Gegensatz zu dem Begriff der *aktiven Sterbehilfe* beschreibt die *passive Sterbehilfe* eine Untätigkeit bzw. das Nichtausüben einer bestimmten Handlung. Die *passiv Sterbehilfe* bezeichnet also den Verzicht oder die Einstellung lebenswichtiger medizinischer Maßnahmen in der Behandlung eines todkranken Menschen.[32] Der (mutmaßliche) Wille des Patienten ist dabei von absoluter und entscheidender Bedeutung.[33]

Aufgrund weitreichender medizinischer Fortschritte in den letzten Jahrzehnten kann mit den heutigen fortschrittlichen Mitteln der „Apparatemedizin"[34] ein sterbender Mensch durchaus über einen längeren Zeitraum am Leben erhalten werden. Die Nutzung aller vorhandenen medizinischen Möglichkeiten darf nicht dem Selbstzweck der Medizin dienen, sondern muss dem jeweiligen Einzelfall und den umweltbedingten Ressourcen entsprechend Anwendung finden.[35] Mennemann lässt der *passiven Sterbehilfe* eine nicht zu unterschätzende Bedeutung zukommen. Er misst ihr gar eine Notwendigkeit bei. Aus seiner Sicht kann die *passive Sterbehilfe* einen Gegenpol zu der eben genannten hochentwickelten Apparatemedizin und einer damit einhergehenden sinnlosen Lebensverlängerung darstellen.[36]

Die terminologische Unterscheidung von *aktiver Sterbehilfe* und *passiver Sterbehilfe* führt gelegentlich zu Missverständnissen.

---

30 Vgl. *Thiele* (2005), S. 9.
31 Vgl. *Drosdowski* (1990), S. 580.
32 Vgl. *Pöltner* (2006), S. 252.
33 Vgl. *Sahm* (2004), S. 133 ff.
34 *Mennemann* (1998), S. 178.
35 Vgl. *Scheidegger* (1999), S. 264.
36 Vgl. *Mennemann* (1998), S. 178.

Das Abstellen lebenserhaltender Geräte durch einen Arzt ist als *passive Sterbehilfe* zu verstehen, wenn damit eine aussichtslose Lebensverlängerung im Sterbeprozess vermieden wird.[37] Hier liegt ein Widerspruch zwischen der sprachlichen Benennung von *passiver Sterbehilfe* und einer aktiven Handlung vor, die ein Arzt vornimmt. Folge dieser missverständlichen Terminologie ist die Förderung einer falschen Sichtweise, die zum Zwecke der Unterscheidung von Töten und Sterbenlassen das Vorhandensein oder Fehlen eines Tuns als entscheidendes Kriterium nutzt.[38]

Die Begriffe *aktive Sterbehilfe* und *passive Sterbehilfe* sind klar voneinander zu unterscheiden. Während durch die *aktive Sterbehilfe* der Tod eines Patienten absichtlich herbeigeführt wird, tritt der Tod bei der *passiven Sterbehilfe* als eine unbeabsichtigte Nebenfolge, z.B. in Form einer die Schmerzen reduzierenden Medikamentengabe, ein.

2.1.3. Sterbebegleitung

Die Fachtermini *Sterbebegleitung* und *Sterbehilfe* sind in besonderer Weise voneinander zu trennen. Der Begriff *Sterbehilfe* steht in der heutigen Zeit immer häufiger in fester Verbindung zu der gewollten Beendigung eines Lebens.[39] Die *Sterbebegleitung* hingegen beinhaltet die fürsorgliche Begleitung und persönliche Betreuung eines sterbenden Menschen. Nach Mennemann wird die *Sterbebegleitung* als eine „begleitende Lebenshilfe für sterbende Menschen und ihr Umfeld“[40] verstanden. Diese Form mitfühlender Begleitung bildet gleichsam die bestehende Grundhaltung, die dem

37 Vgl. *Schmidt/Verrel* (2003), S. 11 ff.
38 Vgl. *Pöltner* (2006), S. 252.
39 Vgl. *Student* (2004), S. 71.
40 *Mennemann* (1998), S. 1.

Hospizgedanken (s. Kap. 3.3.2.) innewohnt.[41] Für die Medizin gehört die *Sterbebegleitung* zu einer der wichtigsten Aufgaben.[42] Im Verlauf der Arbeit ist die *Sterbebegleitung* durch einen Arzt oder das Pflegepersonal durch die Bezeichnung *medizinische Sterbebegleitung* kenntlich gemacht. Steht der Begriff *Sterbebegleitung* für sich allein, so bezieht er sich immer auf die eben bereits beschriebene Grundhaltung, die für den Hospizgedanken charakteristisch ist.

Sinnvoll ist diese Unterscheidung aus einem gewichtigen Grund. Prinzipiell kann eine *Sterbebegleitung* durch jeden Menschen geleistet werden. Zuwendung, Unterstützung und Begegnung sind besondere menschliche Qualitäten, die nicht durch irgendeine Profession zu ersetzen sind.[43] *Sterbebegleitung* ist inzwischen die gängige Bezeichnung für eine Begleitung, die ihre Schwerpunkte in erster Linie in der (mit)menschlichen Begleitung sieht.

Dagegen beschränkt sich die *medizinische Sterbebegleitung* auf einen ausgewählten Personenkreis, der aus beruflichen Gründen mit schwerkranken und sterbenden Menschen zu tun hat. Die *medizinische Sterbebegleitung* beinhaltet das Eingehen auf die emotionale Ausnahme- und Notsituation des Betroffenen, lässt Raum und Zeit für eine verbale und/oder nonverbale Verständigung und gewährleistet die medizinische Grundversorgung des Sterbenden.[44] Die hier beschriebene Kombination einer gleichzeitig stattfindenden fürsorglichen *und* medizinischen Behandlung charakterisiert die Intention der *medizinische Sterbebegleitung.* Aufgrund ihrer „Doppelfunktion" stellt die *medizinische Sterbebe-*

---

41 Vgl. *Student* (2004), S. 71.
42 Vgl. *Schmidt/Verrel* (2003), S. 11 ff.
43 Vgl. *Schneider* (2001), S. 62.
44 Vgl. *Schmidt/Verrel* (2003), S. 11 ff.

gleitung sehr hohe Anforderungen an die Ärzte und das Pflegepersonal.

Abb. 1: Anordnung der Sterbehilfe und Sterbebegleitung

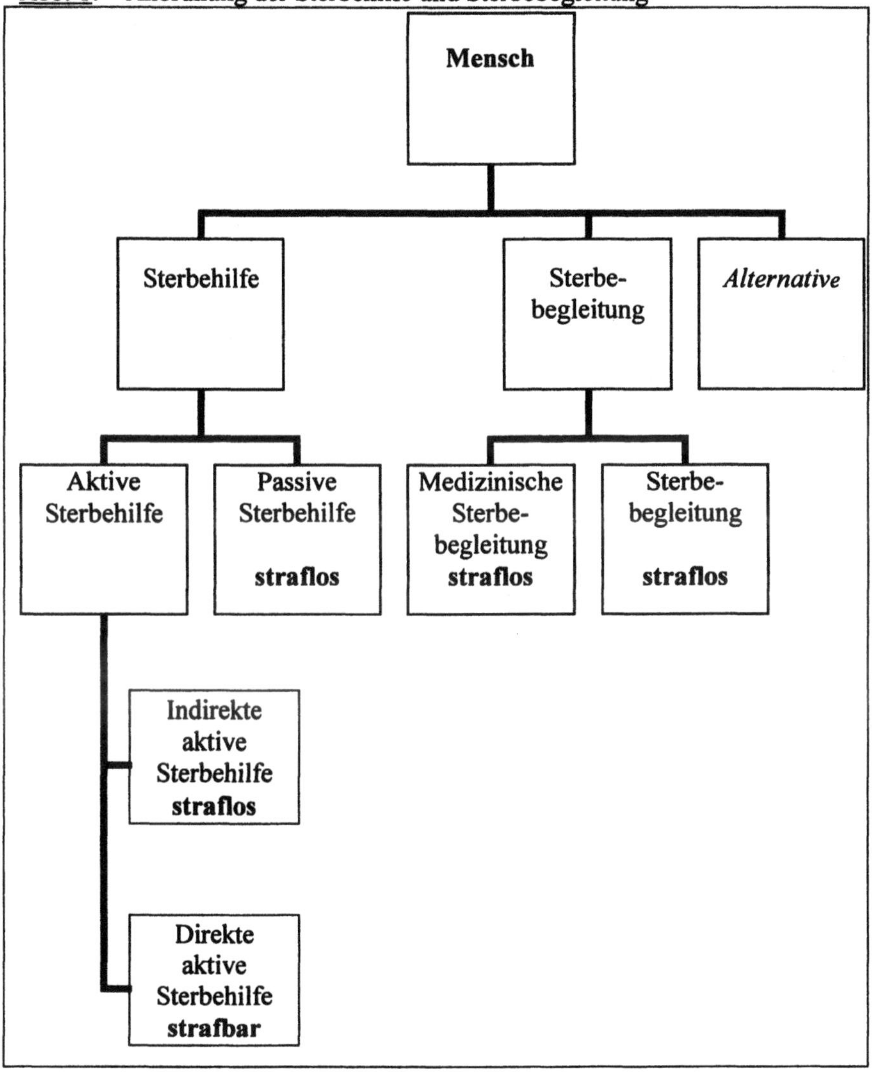

Datenbasis: Schmidt/Verrel, 2003, S. 11 ff. / Eigene Recherchen.

Aufgrund ihrer Bedeutsamkeit für diese Arbeit werden die Begriffe *Sterbehilfe* und *Sterbebegleitung* einschließlich ihrer Unterbegriffe nachfolgend in einer Grafik abgebildet. Die Darstellung gibt einen aktuellen juristischen Stand in diesem Kontext wieder.

Das in der Abb. 1 gezeigte Schema über die Fallgruppen der *Sterbehilfe* und *Sterbebegleitung* lehnt sich stark an Schmidt/Verrel an. Es gibt aber zwei wesentliche Änderungen. Einerseits gibt es bei Schmidt/Verrel keine Unterscheidung zwischen *medizinischer Sterbebegleitung* und *Sterbebegleitung*, andererseits taucht auch der Begriff *Alternative* nicht bei ihnen auf.

Die *Alternative* beinhaltet andere Möglichkeiten mit dem Sterben und dem nahenden Tod umzugehen. Sie begrenzt den Umgang mit dieser komplizierten Thematik nicht ausschließlich auf die *Sterbehilfe* und *Sterbebegleitung*, sondern hält sich auch andere Handlungsoptionen offen. Als eine *Alternative* kann beispielsweise der bewusste und individuelle gewollte Ausschluss von *Sterbehilfe* und *Sterbebegleitung* betrachtet werden. Sterben und Tod ist in diesem Zusammenhang als ein natürlicher und individuell beabsichtigter Lebensprozess zu verstehen. Der Terminus *Alternative* soll inhaltlich nicht weiter vertieft werden, weil er ausschließlich eine Ergänzung zu der Gesamtthematik darstellt.

Bedeutungen und wichtigste Unterscheidungsmerkmale der Begriffe *aktive Sterbehilfe*, *passive Sterbehilfe* und *Sterbebegleitung* sind nun für den weiteren Verlauf der Arbeit präsent. An dieser Stelle kann aber – in Erinnerung an die Ausgangsfragestellung dieser Arbeit – bereits festgehalten werden, dass die *direkte aktive Sterbehilfe* für einen Betroffenen in Deutschland nicht möglich ist. Die *direkte aktive Sterbehilfe* stellt für einen Menschen, der nach dieser Art mit Sterben und Tod umzugehen verlangt, eine persönliche Einschränkung dar. Das Kapitel 2.4.3. *Recht auf Leben – Recht auf Sterben* nimmt sich der besonderen Problematik, die das höchstpersönliche Freiheitsrecht jedes einzelnen Bürgers betrifft, in besonderer Weise an.

Der vollzogenen Begriffsklärung schließt sich im nächsten Kapitel die Betrachtung der medizinischen, juristischen und kirchlichen Sichtweise von *Sterbehilfe* an. Intention ist die Gewinnung eines erfassbaren Gesamteindruckes der unterschiedlichen Perspektiven auf die Thematik von Sterben und Tod.

2.2. Sterbehilfe aus kirchlicher, medizinischer, juristischer und Sicht[45]

Die *Sterbehilfe* ist auf jeden Fall auch ein juristisches und medizinisches Thema. Der bisherige Verlauf der Arbeit ist hierfür ein Beleg. Es geht bei der *Sterbehilfe* immer um aktive und passive medizinische Maßnahmen, die nicht in einem juristischen Freiraum stattfinden, sondern im Sinne aller Beteiligten durch Gesetze geregelt sein müssen (s. Abb. 1). In diesem Kapitel ist die Perspektive unterschiedlichen Professionen ein wichtiger Bestandteil. Als Betroffener, also als todkranker Mensch, empfiehlt es sich sicherlich ein Grundverständnis von den Standpunkten der Mediziner und Juristen im Kontext zur *Sterbehilfe* zu entwickeln. Dies ist gerade dann wichtig, wenn ein Mensch innerhalb des gegenwärtig vorhandenen medizinischen Hilfesystems sterbend ist und während des Sterbeprozesses die *Sterbehilfe* für sich reklamiert. Lehnt ein Mensch die *Sterbehilfe* und/oder die *(medizinische) Sterbebegleitung* – z.B. im Sinne der *Alternative* (s. Kap. 2.1.3.) –

45 Die Sichtweisen unterliegen bewusst einer notwendigen Form der *Verallgemeinerung*. Eine Herabsetzung individueller Ansichten und Meinungen ist nicht gewollt. Eine Verallgemeinerung lässt sich aber im Rahmen dieser Arbeit nicht verhindern, da sonst deren Umfang zu groß wird.

kategorisch ab, so ist ein grundsätzliches Verständnis medizinischer und juristischer Sichtweise nicht zwingend nötig.

Die *Sterbehilfe* betrifft aber auch ausdrücklich die christlichen Kirchen in Deutschland. Die Vorsitzenden der beiden großen christlichen Kirchen in Deutschland, Kardinal Lehmann und damals Präses Kock, führen 2003 die Gottebenbildlichkeit des Menschen als eine der wesentlichen Grundlagen des biblisch-christlichen Menschenverständnisses an. Dieses Verständnis vom Menschen besagt, dass jeder Mensch eine Würde besitzt.[46] Einen würdevollen Umgang verdient jeder lebende Mensch, auch der sterbende. Hingewiesen sei an dieser Stelle an die Aussage von Theilemann, die sich auch in der Einleitung zu dieser Arbeit wiederfinden lässt: „Sterben und Tod gehören zusammen. Sterbende sind aber lebende Menschen."[47] Die thematische Auseinandersetzung mit dem Thema der *Sterbehilfe* gehört dementsprechend zu einer der fundamentalen Aufgaben der Kirchen. Laut Weber erlaubt es im Besonderen auch das Pflichtgefühl vor Gott in keinem Fall, eigenmächtig über Leben und Tod zu verfügen.[48] Im Rahmen dieser Arbeit beschränkt sich die Ausrichtung auf den christlichen Glauben. Konkret bedeutet dies, dass ausschließlich Aussagen und Stellungnahmen der evangelischen und katholischen Kirchen berücksichtigt werden.

Betrachtet und bewertet man die Mitgliederzahlen der evangelischen und katholischen Kirche in Deutschland, dann repräsentieren die Kirchen einen sehr großen Teil der Bevölkerung. Hieraus leitet sich die eben formulierte Einschränkung auf die Perspektive der evangelischen und katholischen Kirche ab. Durch das folgende Diagramm wird die quantitative Dimension des repräsentativen

---

46 Vgl. *Lehmann/Kock* (2003), S. 6.

47 *Theilemann* (2006), S. 90.

48 Vgl. *Weber* (2006), S. 11.

Charakters der Kirchen für Deutschland und die gesamte Bevölkerung ersichtlich und greifbar:

Abb. 2: Anteil der evangelischen und katholischen Kirchenmitglieder an der Gesamtbevölkerung im Jahre 2004 in Mio.

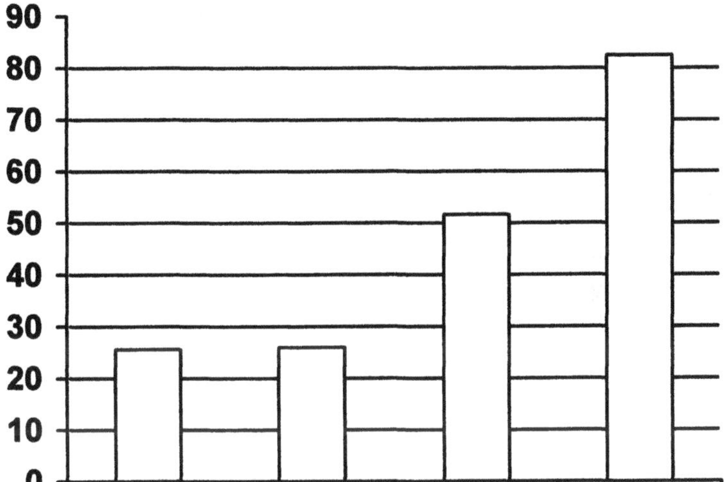

	ev. Kirchen-mitglieder	kath. Kirchen-mitglieder	ev. + kath. Mitglieder (Summe)	Bevölkerung Insgesamt
□ Jahr 2004	25,63	25,99	51,62	82,5

Datenbasis: EKD-Statistik, DBK-Statistik / StBA.

Von über 82 Mio. Bürgern sind im Jahre 2004 etwas mehr als 50 Mio. als Mitglied der Kirche[49] in Deutschland registriert (s. Abb. 2). Die Aussagen der Kirche üben demzufolge auf das gesamte gesellschaftliche Leben Einfluss aus. Betroffen ist hiervon aber nicht nur die Gesellschaft als Ganzes, sondern auch jeder einzelne

49 Mit dem Begriff *Kirche* ist im weiteren Verlauf sowohl die evangelische als auch die katholische Kirche gemeint.

Bürger in seiner eigenen Individualität. Die Statistik (s. Abb. 2) lässt erkennen, dass mehr als jeder zweite Sterbende in Deutschland Mitglied einer der beiden großen christlichen Kirchen ist. Folglich ist die Meinung der Kirche zur *aktiven Sterbehilfe* von hohem Interesse für Betroffene und Angehörige. Sind die Meinungen über die *direkte aktive Sterbehilfe* beispielsweise identisch, so verläuft der Sterbeprozess mit Sicherheit anders, als wenn sich zwei völlig differente Ansichten gegenüberstehen. Dies ist ein wichtiger Punkt, der zum Zwecke der Ergebnissicherung festgehalten wird.

Welche Meinung über die *direkte aktive Sterbehilfe* wird von der Kirche vertreten? Die Antwort auf diese Frage ist einfach. Sie lässt sich in einer Publikation der Kirche nachlesen.

Die *direkte aktive Sterbehilfe*, also die gezielte Tötung eines Menschen, wird als ethisch nicht vertretbar von der Kirche in Deutschland abgelehnt.[50] Seitens der Kirche gibt es weitergehende Aussagen, die sich dieser Problematik annehmen. So ruft Becher, Diakon und Geschäftsführer der Caritas in Hannover, zu einer neuen Kultur des Umgangs mit Sterbenden in der Gesellschaft auf. Er nennt den Begriff der *aktiven Sterbehilfe* irreführend. Die *aktiven Sterbehilfe* helfe einem Menschen aus seiner Sicht nicht beim Sterben, sondern wolle dessen Tod gezielt herbeiführen.[51]

Die Kirche spricht sich klar gegen die *direkte aktive Sterbehilfe* aus. Diese Form des Umganges mit Sterbenden ist nicht mit dem christlichen Verständnis vom Menschen vereinbar.[52] Die Kirche sieht aber in der Erweiterung, Unterstützung und Entfaltung der Hospizarbeit (s. Kap. 3.3.2.) und der Palliativmedizin (s. Kap. 3.3.1.) eine Alternative zu der *direkten aktiven Sterbehilfe*.[53]

---

50 Vgl. *Lehmann/Kock* (2003), S. 5.

51 Vgl. *Becher* (2006), S. 1.

52 Vgl. *Lehmann/Kock* (2003), S. 38.

53 Vgl. *Denkers* (2006), S. 17.

In einer ganz besonderen Art und Weise verbindet die Ärzte eine Beziehung zu der *Sterbehilfe*. Die Ärzte, deren fundamentale Obliegenheit seit jeher darin besteht, Leben zu bewahren, sind in Form der *passiven Sterbehilfe* (s. Kap. 2.1.2.) in (un)mittelbarer Weise an dem Tod eines Menschen beteiligt. Nager geht noch einen Schritt weiter, indem er vom Tod als dem „Todfeind“[54] der Ärzteschaft spricht. Nach Nager ist nicht nur die Wiederherstellung der menschlichen Gesundheit ein medizinisches Anliegen, sondern auch der Kampf gegen den Tod ein entscheidender Aspekt ärztlichen Handelns. Eine gegensätzliche Ansicht vertritt Küng. Küng sieht den Sieg über den Tod nicht als Prestigeangelegenheit aus ärztlicher Sicht. Er ist auch deswegen dieser Meinung, weil der Arzt, immer auch mit der eigenen Sterblichkeit konfrontiert, an eine schlussendliche Wahrheit glaubt.[55]

Die *aktive Sterbehilfe* ist für die praktische Arbeit der Ärzte eher uninteressant, da sie in Deutschland verboten und unter Strafe gestellt ist. Ferner wird die *aktive Sterbehilfe* auch durch die Grundsätze der Bundesärztekammer zur ärztlichen Sterbebegleitung aus dem Jahr 2004 ausdrücklich abgelehnt.[56] Die Auseinandersetzung mit dieser Thematik ist für die Ärzte dennoch von immenser Wichtigkeit, da sie sich unter Umständen mit dem Verlangen eines Sterbenden nach *aktiver Sterbehilfe* auseinandersetzen müssen. Deshalb wird die Frage der *Sterbehilfe* von Wehkamp als überaus anspruchsvolle Aufgabe und Herausforderungen für die medizinische Ethik herausgestellt.[57]

Neben dem medizinischen Fachwissen ist eine gute Kommunikationsfähigkeit seitens des Arztes gleichermaßen wichtig für den

---

54 *Nager* (1998), S. 14.

55 Vgl. *Küng* (1998), S. 38.

56 Vgl. *Klinkhammer* (2006), S. A 1526.

57 Vgl. *Wehkamp* (1997), S. 160.

Umgang mit einem sterbenden Menschen. Gespräche mit Betroffenen und Angehörigen über Sterben und Tod sind heute ein tagtäglicher Bestandteil der ärztlichen Arbeit.[58] Aus diesem Grund ist die Weiterbildung im richtigen Umgang mit Sterbenden für medizinisches Fachpersonal sehr sinnvoll. Der richtige Umgang mit Sterbenden nimmt in der überwiegend fachlichen Ausbildung für Ärzte und Pflegepersonal zu wenig Platz ein.[59] Die Beanstandung der beruflichen Ausbildung der Ärzte und Pfleger von Karusseit stammt aus dem Jahre 1994. Die Ärzte sind allerdings erst seit den Richtlinien der Bundesärztekammer für die *Sterbehilfe* aus dem Jahre 1979 zu Behandlung, Beistand und Pflege sterbender Menschen verpflichtet.[60] Wenn man die Kritik von Karusseit in diesem Kontext betrachtet, fällt auf, dass offensichtlich ein Mangel in der praktischen Umsetzung dieser Richtlinien aus dem Jahre 1979 besteht. Anders lässt sich die mangelhafte Ausbildung im Bereich der *Sterbehilfe* nicht erklären.

Im Gegensatz zur *aktiven Sterbehilfe* gilt die *passive Sterbehilfe* unter ganz bestimmten Bedingungen (s. Kap. 2.1.2.) als denkbare Handlungsmöglichkeit für Ärzte und Betroffene. Ein Recht auf *Tötung auf Verlangen* leitet sich aber aus der *passiven Sterbehilfe* nach Ansicht der Ärztekammer auf keinen Fall ab.[61]

Die Beurteilung der *Sterbehilfe* aus medizinischer und kirchlicher Sicht unterscheidet sich demzufolge nicht voneinander. Beide Sichtweisen lehnen die *aktive Sterbehilfe* ab und tolerieren die *passive Sterbehilfe*. Bedingung für die Durchführung der *passiven Sterbehilfe* ist aber die Einhaltung gewisser Sorgfaltskriterien, wie sie im Kapitel 2.1.2. beschrieben sind.

58 Vgl. *Wernstedt* (2006), S. 183.

59 Vgl. *Karusseit* (1994), S. 58.

60 Vgl. *Wuermeling* (1997), S. 159.

61 Vgl. *Klinkhammer* (2006), S. A 1526.

In der beruflichen Praxis ist die Unterscheidung zwischen Formen der *aktiven Sterbehilfe* und der *passiven Sterbehilfe* in einigen Fällen nur sehr schwer möglich, da sich die Formen der *Sterbehilfe* mitunter überkreuzen und somit eine wirkliche Abgrenzung nicht möglich machen.[62]

Die gegenwärtige rechtliche Situation zum Thema Sterben und Tod ist außerordentlich vielschichtig. Obwohl viele Veröffentlichungen zu diesem Thema vorliegen, scheint eine allgemein akzeptierte Sichtweise in Bezug auf die rechtliche Situation im Umgang mit Sterbenden zu fehlen.[63]

Innerhalb dieser Arbeit wird nicht der Versuch unternommen, dem Leser jedes juristische Detail näherzubringen. Es geht darum, den Begriff der *Sterbehilfe* aus dem Blickwinkel geltenden Rechts zu beschreiben und dabei die Bedeutung für jeden Einzelnen zu bestimmen. Entspringt die Ablehnung der *aktiven Sterbehilfe* aus kirchlicher Sicht in erster Linie religiösen Gründen, so setzt die gesetzliche Regelung der *aktiven Sterbehilfe* vor allem das besondere Interesse der Allgemeinheit für dieses Thema voraus.[64] Da das Sterben und der Tod unabwendbar jeden Menschen betreffen, kann ein Interesse der Allgemeinheit in diesem Zusammenhang nicht bestritten werden. Einen Überblick der strafbaren und straffreien Formen der *Sterbehilfe* zeigt die Abb. 1 im Kapitel 2.1.3. über die *Sterbebegleitung*. Eine nochmalige Darstellung dieser Handlungsweisen ist daher an dieser Stelle nicht nötig, wohl aber die Erinnerung an sie.

Das Strafgesetzbuch schließt durch den Paragraphen 216 die Tötung auf Verlangen und damit zwangsläufig auch die Anwendung von *aktiver Sterbehilfe* aus. Stellt man diesem Verbot das persönli-

62 Vgl. *Kreß* (2004), S. 291.
63 Vgl. *Schell* (2002), S. 11.
64 Vgl. *Kutzer* (2006), S. 13.

che Freiheitsrecht, das im Grundgesetz der Bundesrepublik Deutschland verankert ist, gegenüber, resultiert hieraus ein juristischer Konflikt. Der Artikel 2 des Grundgesetzes räumt jedem Bürger dieses Landes das Recht auf die freie Entfaltung seiner Persönlichkeit ein. Die Entfaltung der eigenen Persönlichkeit ist durch das GG aber auch begrenzt. Sobald z.B. die Rechte anderer verletzt sind, gilt das Recht auf die Entfaltung der eigenen Persönlichkeit nicht.[65]

Betrachtet ein Sterbender den Wunsch nach Anwendung *aktiver Sterbehilfe* als Art der Entfaltung seiner Persönlichkeit im Sinne des Art. 2 GG, entsteht hierdurch nicht nur eine juristische und ethische, sondern natürlich auch eine überaus persönlich-elementare Problemlage. Im weiteren Verlauf der Arbeit wird diese Problematik im Kap. 2.4.3. *Recht auf Leben – Recht auf Sterben* nochmals erörtert. Zu diesem Zeitpunkt dient sie als ein Beispiel, das die juristische Herausforderung im Umgang mit der *Sterbehilfe* offenbart.

Sterbehilfe ist seit 20 Jahren kontinuierlicher Bestandteil der juristischen Erörterung.[66] Diese fortwährende Auseinandersetzung lässt einerseits die Komplexität der Thematik erahnen, andererseits aber auch erkennen, dass für diesen Bereich des gesellschaftlichen Lebens ein hoher Diskussionsbedarf besteht.

2.3. Demographie und Todesursachen in Deutschland

Die Legitimation einer gesetzlichen Regelung zu den unterschiedlichen Formen der Sterbehilfe ergibt sich, wie im vorherigen Kapitel 2.2. schon beschrieben, aus dem besonderen Interesse dieser

65 Vgl. BMJ, URL: http://bundesrecht.juris.de/gg/art_2.html
Datum Zugriff: 06.02.2007 Online.

66 Vgl. *Tolmein* (2006), S. 53.

Thematik für die gesamte Gesellschaft. Hinsichtlich bisheriger Aussagen, die den Tod unter anderem als einen von der Gesellschaft verdrängten „Störfaktor“[67] charakterisieren, mutet die Behauptung eines besonderen Interesses der Allgemeinheit etwas verwunderlich an. Der Staat handelt demnach im Interesse seiner Bürger, die sich dieser Problematik zum größten Teil entziehen. Die nachfolgenden drei Kapitel gehen deshalb der Frage nach, welche gesellschaftlichen Gruppen in besonderer Weise von Sterben und Tod betroffen sind.

2.3.1. Altersaufbau der Gesellschaft

In Deutschland hat die durchschnittliche Lebenserwartung in den letzten Jahren stetig zugenommen.[68] Der Tod erreicht den Menschen, wie es die Bundesministerin für Familie, Senioren, Frauen und Jugend formuliert, immer später.[69] Was bedeutet es aber, wenn davon die Rede ist, dass der Tod die Menschen immer später erreicht? In welchem Alter sieht sich das menschliche Leben durch Sterben und Tod am ehesten bedroht? Sind in diesem Bereich Veränderungen zu erwarten? Zur Beantwortung dieser Fragen wird die Entwicklung der Altersstruktur in Deutschland im Folgenden näher betrachtet.

Mittels einer Alterspyramide lässt sich eine Bevölkerung getrennt nach Alter und Geschlecht in absoluten Zahlen graphisch sichtbar machen. Die Darstellung bezieht sich dabei jeweils auf einen festgelegten Stichtag. Die folgende Abbildung (Abb. 3) zeigt nicht nur den aktuellen Altersaufbau vom 31.12.2005, sondern auch eine Prognose für das Jahr 2050 bzw. für den Stichtag 31.12.2050.

---

67 *Küng* (1998), S. 21.

68 Vgl. StBA (2006 b), S. 7.

69 Vgl. *Leyen* (2006), S. 10.

Abb. 3: Altersaufbau der Bevölkerung in Deutschland [70]

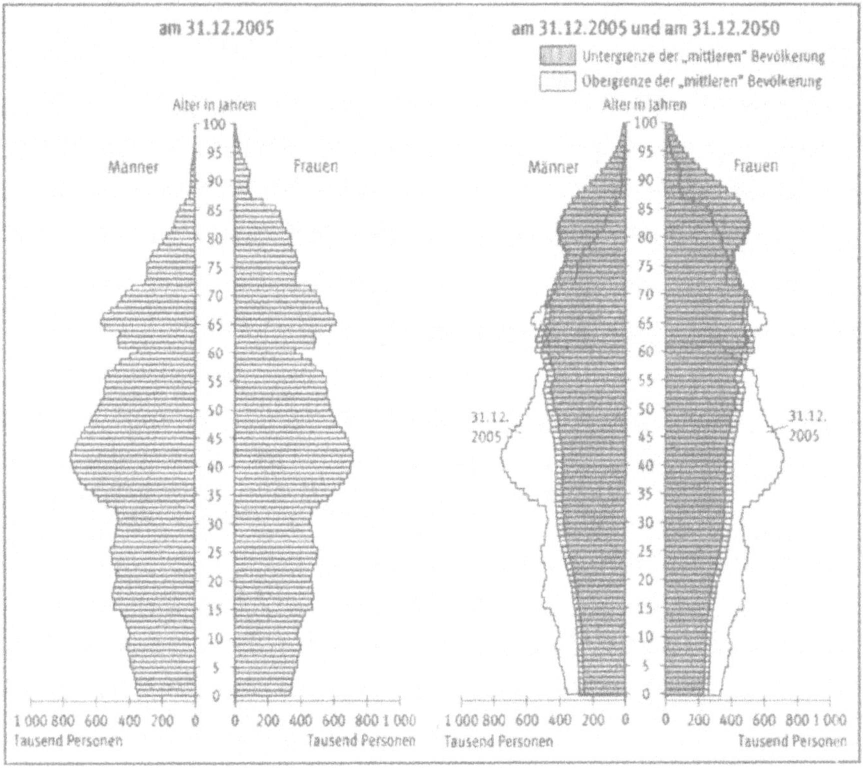

Datenbasis: StBA, 2006 b, S. 16.

Die Abb. 3 zeigt deutliche Unterschiede im Altersaufbau zwischen dem momentanen Ist-Zustand und dem prognostizierten Zustand für das Jahr 2050. Signifikant ist eine deutlich zunehmende gesellschaftliche Alterung, die unterschiedliche Gründe hat.

Zum einen ist die vom Krieg betroffene Generation im Jahre 2050 nicht mehr am Leben. In dem aktuellen Altersaufbau taucht

70 Die in der Legende der Abb. aufgeführten Termini *Unter- bzw. Obergrenze der „mittleren" Bevölkerung* sind für diese Arbeit nicht zu beachten.

diese Gruppe noch auf. Es betrifft in diesem Fall aber vor allem die Generation der heute 80- bis 95-jährigen Männer, die in besonderer Weise durch den Krieg in Mitleidenschaft gezogen wurde.

Abb. 4: Zahl der 65- bis unter 80-jährigen sowie 80-jährigen und Älteren (in Mio.)

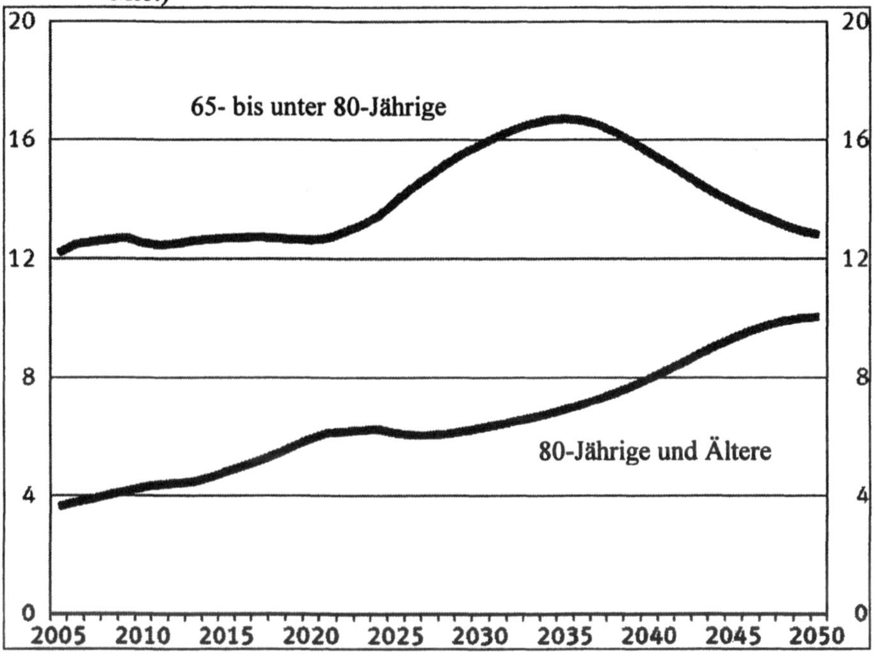

Datenbasis: StBA, 2006 b, S. 22.

Die verbesserte medizinische Versorgung ist ein anderer Grund, der die Alterung der Gesellschaft begünstigt. Kirschner sieht vor allem in dem Rückgang der Säuglings- und Kindersterblichkeit einen der entscheidenden Gründe, der zu einer markanten Erhöhung der durchschnittlichen Lebenserwartung führt. Hingegen ist die höhere Lebenserwartung Erwachsener aus seiner Sicht für die Steigerung der durchschnittlichen Lebenserwartung nur sehr bedingt von Einfluss.[71]

Die Wahrscheinlichkeit an einer lebensbedrohenden Krankheit zu sterben steigt mit zunehmendem Alter.[72] Um noch einen deutlicheren Eindruck von der Veränderung der Alterstruktur im höheren Alter zu erhalten, ist die Abb. 4 in dieses Kapitel eingefügt. Augrund der festgestellten Wechselbeziehung zwischen Alter und Tod gibt diese Abbildung Auskunft über die zukünftige Alterstruktur vom Sterben betroffener Menschen.

Ersichtlich ist der nahezu geradlinige Zuwachs bei den 80-Jährigen und Älteren. Ihre Anzahl wird sich bis in das Jahr 2050 mehr als verdoppeln. Dann leben in Deutschland etwa 10 Millionen Menschen, die 80 Jahre alt oder noch älter sind. Nach Angaben des BMG verteilt sich die Krankheitslast zum größten Teil auf Menschen in diesem Alter.[73] Die quantitative Entwicklung der 65– bis unter 80-Jährigen ändert sich im Vergleich der Jahre 2005 und 2050 fast gar nicht. Auffällig ist nur ein zwischenzeitlicher Anstieg um die Hälfte. Dieser Steigung geht auf sehr geburtsstarke Jahrgänge aus den 1950er und 1960er Jahren zurück.[74] Auch die 65– bis unter 80-Jährigen sind deutlicher häufiger von Krankheiten betroffen als jüngere Menschen, aber doch bedeutsam weniger oft als die 80-Jährigen und Älteren.[75]

Der Tod tritt in der heutigen Zeit und in den nächsten 40 bis 50 Jahren zunehmend in einem immer höheren Lebensalter ein. Zugespitzt gesagt: Sterben und Tod betrifft nur die alten Menschen. Natürlich ist diese pointierte Aussage nicht haltbar. Aber sie fügt

71 Vgl. *Kirschner*, S. 16.
72 Vgl. BMG (2006), S. 19 ff.
73 Vgl. BMG (2006), S. 22 ff.
74 Vgl. StBA (2006 b), S. 23.
75 Vgl. BMG (2006), S. 22 ff.

sich in das Gesamtbild des gesellschaftlich verdrängten Todes ein. Dazu gehört auch die Professionalisierung in allen menschlichen Lebensbereichen. Die Beerdigung wird im Ganzen einem Bestattungsunternehmen überlassen.[76]

2.3.2. Konsequenz: Multimorbidität im Alter

Die Feststellung, dass der Tod das Leben eines Menschen vorwiegend im hohen Alter einfordert, lässt offen, welche konkreten gesundheitlichen Einschränkungen dieses Alter mit sich bringt. Diesbezüglich ist inzwischen ein bedeutender Aspekt bekannt und durch die Literatur beschrieben. Es sind die sogenannten Mehrfacherkrankungen, deren Entstehung ein Resultat der wachsenden Lebenserwartung ist.[77] Der Fachbegriff ist *Multimorbidität*. Er bezeichnet das Vorhandensein mehrerer Erkrankungen bei einer Person.[78] Unter die *Multimorbidität* fallen sowohl die sogenannten *kausalunabhängige Erkrankungen* als auch die *kausalabhängige Kombinationserkrankungen.*

Ein Beispiel: Ältere Menschen, die sich aufgrund einer schmerzhaften Arthrose nur eingeschränkt bewegen können, schaden damit höchstwahrscheinlich ihrer Gesundheit. Mangelnde Bewegung erhöht ihr Risiko eine Herz-Kreislauf-Krankheit zu bekommen.[79] Resultiert aus dem Bewegungsmangel tatsächlich eine andere Erkrankung, spricht man auch von einer *kausalabhängigen*

---

76 Vgl. *Mennemann* (1998), S. 106.

77 Vgl. *Waller* (2002), S. 48.

78 Vgl. Wikipedia Enzyklopädie, URL:
http://de.wikipedia.org/wiki/Multimorbidität
Datum Zugriff: 07.02.2007 Online.

79 Vgl. MedizInfo, URL:
http://www.medizinfo.de/geriatrie/problembereiche/multimorbiditaet.shtml
Datum Zugriff: 07.02.2007 Online.

Kombinationserkrankung.[80] Im Gegensatz dazu können die Auslösefaktoren einer *kausalunabhängige Erkrankung* nur äußerst schwer oder gar nicht nachgewiesen werden. Ein Grund ist die große Zeitspanne, die zwischen einer diagnostizierten Krankheit und deren Entstehung liegt.[81]

Abb. 5: Das Panorama der Krankheiten im 20. Jahrhundert: Die vier Wellen.

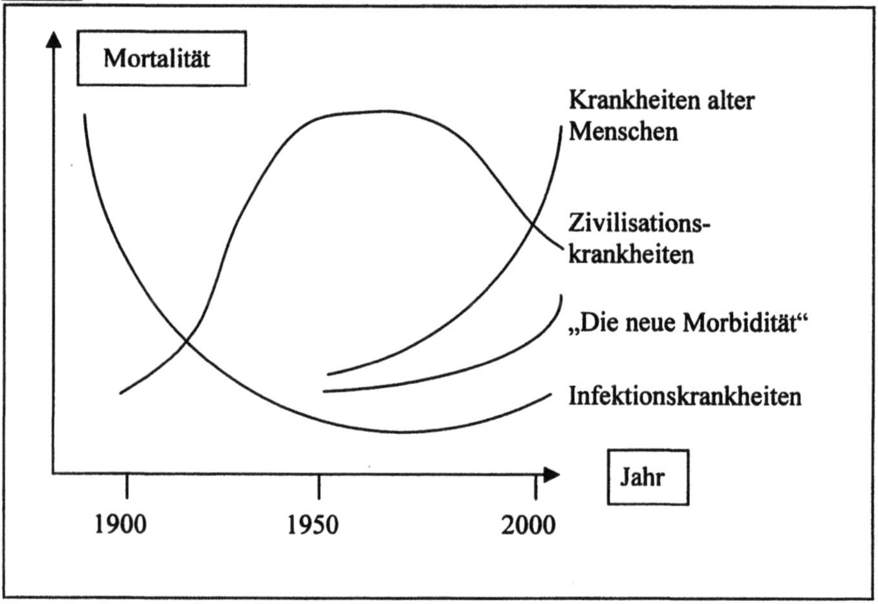

Datenbasis: Waller, 2002, S. 49.

Multimorbidität ist, wie durch das ZHGB publiziert wird, bereits in der heutigen Zeit ein auffälliger Bestandteil des Lebens. Nach Studien stellen Ärzte im Durchschnitt bei fast einem Drittel der 70-jährigen und Älteren fünf oder mehr behandlungsbedürftige Krankheiten aus dem internistischen, neurologischen oder ortho-

80 Vgl. *Werner* (2002), S. 655.

81 Vgl. *Brennecke/Schelp* (1993), S. 103.

pädischen Bereich fest.[82] Die wachsende Bedeutung der Krankheiten alter Menschen für die Mortalität[83] gibt die Abb. 5 wieder.

Das Vorhandensein von Mehrfacherkrankungen ist ein Charakteristikum für Menschen im hohen Alter. Es muss nicht nur im Umgang mit Sterbenden Berücksichtigung finden, sondern auch im täglichen Miteinander einer sozialen Gemeinschaft. Niethammer kritisiert die Gesellschaft, die - genauso wie die Medizin – sterbende Menschen in ihrem schwierigen Schicksal alleine lässt.[84]

2.3.3. Todesursachen in Deutschland

Die thematische Beschäftigung mit *Sterben und Tod* verlangt ein Basiswissen über mögliche Auslösefaktoren für den Tod eines Menschen. In einer Pressemitteilung vom 15.09.2006 gibt das StBA die Todesursachenstatistik für das Jahr 2005 bekannt. Insgesamt starben in diesem Jahr 830.227 Menschen[85]. Um die Inhalte dieser Statistik für diese Arbeit verwertbar zu machen, wird als Form der graphischen Darstellung ein Balkendiagramm genutzt. Unterschiede und Auffälligkeiten sind auf diese Weise besser zu erkennen. Grundlage der Abb. 6 sind die durch das StBA gemachten Angaben.

---

82 Vgl. ZHGB (2006).

83 *Mortalität = Sterblichkeit: Angabe der Sterbefälle auf eine bestimmte Zahl der Bevölkerung.*
Vgl. *Waller* (2002), S. 45.

84 Vgl. *Niethammer* (1998), S. 140.

85 Vgl. StBA (2006 a), Pressemitteilung.

Abb. 6: Todesursachen in Deutschland im Jahr 2005 (Angabe in Tausend)

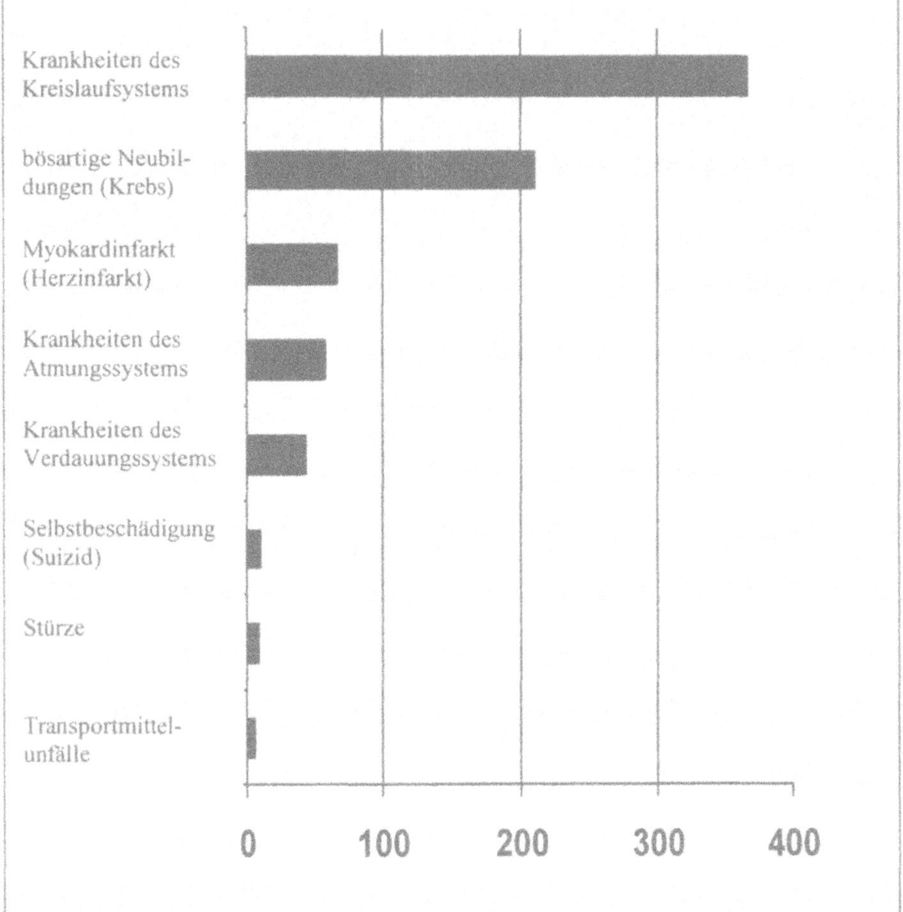

Datenbasis: StBA, 2006 a, Pressemitteilung.

Mit weitem Abstand sind Krankheiten des Kreislaufsystems ursächlich für den Tod (s. Abb. 6). Ihr Anteil an allen Todesfällen beträgt im Jahr 2005 genau 44,2%. Damit ist er annähernd doppelt so groß wie der Anteil bösartiger Neubildungen. Dieser Wert liegt im Vergleich bei nur 25,5%. In absoluten Zahlen ausgedrückt sind demnach 367.361 Menschen an einer Herz-Kreislauf-Erkrankung und 211.396 Menschen an den direkten Folgen von Krebs gestorben.[86] Diese Fakten stehen im Widerspruch zu der Meinung medizinischer Laien. Aus ihrer Sicht stellt immer noch die Krebserkrankung eine größere Bedrohung für das menschliche Leben dar als eine Herz-Kreislauf-Krankheit.[87]

Der direkte Vergleich beider Todesursachen anhand der Abb. 6 widerlegt diese Ansicht eindeutig. Zweifellos kommt beiden Todesursachen schon aufgrund ihrer quantitativen Dimension eine erhebliche Bedeutung für die inhaltliche Auseinandersetzung in dieser Arbeit zu. In 7 von 10 Todesfällen ist auf jeden Fall eine dieser benannten Krankheiten der Grund des Ablebens. Dagegen ist ein Transportmittelunfall, z.B. im Straßenverkehr, in weniger als 8 von 1.000 Fällen ursächlich für den Tod eines Menschen.[88]

Auf eine Besonderheit dieser amtlichen Statistik ist noch hinzuweisen. Es ist immer nur die Haupttodesursache angegeben. Andere ernsthafte Erkrankungen bleiben demgemäß unberücksichtigt.[89] *Multimorbidität* als potentieller (Mit-)Auslöser für den Tod kann in der Statistik nicht explizit aufgeführt werden, obwohl sie in der heutigen Gesellschaft existent ist (s. Kap. 2.3.2.).

2.4. Angst vor dem Tod – Angst vor dem Leiden

In der Einleitung ist die Rede von diesem Kapitel als Annährung an den Kernpunkt der Arbeit. Es geht um die Situation Sterbender unter Berücksichtigung der gegenwärtig vorhandenen gesellschaftlichen Rahmenbedingungen. Die Entwicklung eines tatsäch-

86 Vgl. StBA (2006 a).
87 Vgl. *Brennecke/Schelp* (1993), S. 103.
88 Vgl. StBA (2006 a).
89 Vgl. *Waller* (2002), S. 43.

lichen Verständnisses von der persönlichen Notlage der Betroffenen ist als Ziel dieses Arbeitsabschnittes zu verstehen.

2.4.1. Die fünf Phasen des Sterbens nach Elisabeth Kübler-Ross

In der Literatur wird das Phasenmodell der Psychiaterin Kübler-Ross mit am häufigsten gebraucht.[90] Sie gilt als Vorkämpferin auf dem Gebiet der Forschung über Sterben und Tod.[91] Aus Gründen der Authentizität findet sich in dem Literaturverzeichnis zu dieser Arbeit nicht nur die Übersetzung des Buches *„On Death and Dying"*, sondern auch der eben genannte Originaltitel aus dem Jahre 1970 wieder.

Kübler-Ross macht den Tod schon damals als ein gesellschaftliches Tabu aus. Sterben steht in enger Verbindung mit Einsamkeit und findet nicht mehr im familiären Kreise statt.[92] Über drei Jahrzehnte später hat sich dieser Zustand nicht verändert. Menschen sterben nicht zu Hause, sondern allein in einem Krankenhaus.[93] Das Krankenhaus selbst ist Ausgangspunkt der Forschungen von Kübler-Ross über den Tod.

> „We […] decided that the best way we could study death and dying was by asking terminally ill patients to be our teachers."[94]

Durch den direkten Kontakt und persönliche Gespräche mit Sterbenden erhofft sich Kübler-Ross mehr über das Sterben und den

---

90 Vgl. *Mennemann* (1998), S. 131.
91 Vgl. *Lamp* (2001), S. 12.
92 Vgl. *Kübler-Ross* (1970), S. 6.
93 Vgl. *Winau* (2004), S. 5.
94 *Kübler-Ross* (1970), S. 19.

Tod zu erfahren. Zu Beginn ihrer Tätigkeit stößt ihr Vorhaben auf mehrheitlich ablehnende Reaktionen ihrer Kollegen.[95]

Resultat ihrer Arbeit ist ein Phasenmodell des Sterbens. Die Beobachtungen von über 2.000 Patienten bilden die Grundlage für die Entstehung dieses Modells.[96] Es unterteilt die emotionalen Reaktionen Sterbender während der persönlichen Konfrontation mit der eigenen Notlage in fünf wesentliche Bereiche bzw. Phasen.[97]

Die fünf Sterbephasen nach Kübler-Ross heißen:[98]

1. Ablehnung und Isolierung (*Denial and Isolation*)
2. Zorn (*Anger*)
3. Verhandeln (*Bargaining*)
4. Depression (*Depression*)
5. Zustimmung (*Acceptance*)

Aus der Einteilung in Phasen entsteht der Eindruck einer bestimmten und determinierten chronologischen Abfolge der emotionalen Reaktionen Sterbender. Köhle macht an dieser Stelle einen Schwachpunkt des Phasenmodells aus.[99]

Eine andere Ansicht vertritt Mennemann. Seiner Meinung nach ist das Modell von Kübler-Ross gar nicht so starr oder gar unflexibel, wie es Köhle in seiner Kritik auslegt. Als Beleg führt er ein Illustration aus der Publikation „*On Death and Dying*“ an.

---

95 Vgl. *Kübler-Ross* (2001), S. 41.
96 Vgl. *Küng* (1998), S. 23.
97 Vgl. *Karusseit* (1994), S. 65.
98 In den Klammern ist die englische Originalbezeichnung angegeben (n. Kübler-Ross).
99 Vgl. *Köhle* (1986), S. 1208 ff.

Abb. 7: „Stages“ of Dying *(„Phasen“ des Sterbens)**

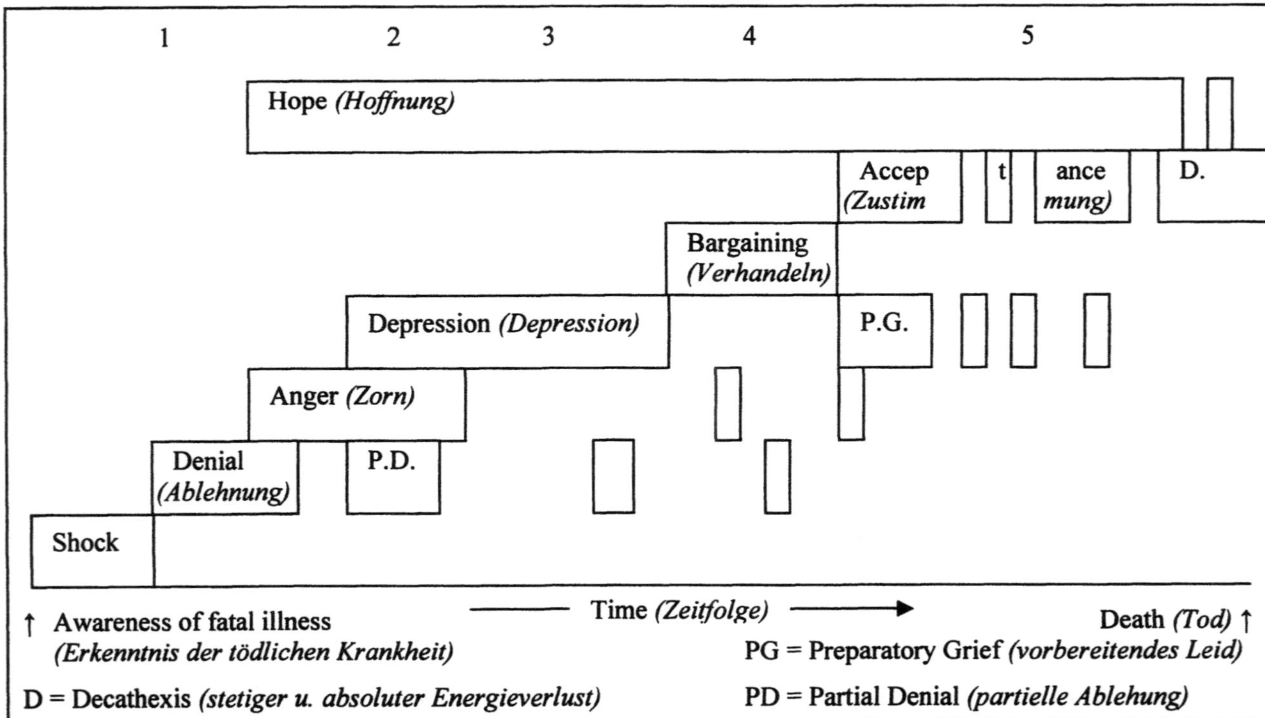

* Die Übersetzung der englischsprachigen Begriffe ist durch den Schreiber dieser Arbeit erfolgt. Sie dient dem sprachlichen Verständnis. (Datenbasis der Abb. 7: Kübler-Ross, 1970, S. 235.)

Dort veranschaulicht Kübler-Ross ihr Phasenmodell des Sterbens in einer Darstellung. Die Abbildung zeigt sowohl die Zergliederung innerhalb einzelner Phasen als auch einen veränderten Ablauf in der Reihenfolge der fünf Phasen untereinander (s. Abb. 7). Aus diesem Grund ist Kritik, die Köhle äußert, nicht stimmig. Es kann nicht von einer strikten und/oder festgelegten Aufeinanderfolge der Sterbephasen in dem Modell von Kübler-Ross gesprochen werden.[100] Der Reifeprozess ist vielmehr als eine ungradlinig verlaufende dynamische Entwicklung zu interpretieren. Bei jeder Verschlimmerung der Krankheit kann dieser Ablauf wieder von vorne anfangen.[101]

Um die inneren Befindlichkeiten und äußeren Verhaltensweisen Sterbender besser zu verstehen, ist das Wissen um die Sterbephasen nach Kübler-Ross unerlässlich. Die Abbildung 7 zeigt das Phasenmodell in veranschaulichter Form.

Dem Bewusstsein über die Schwere der Krankheit schließt sich zeitlich kurz danach die erste der fünf Phasen, die Phase der *Ablehnung*, direkt an. Der Betroffene bezweifelt die ärztliche Diagnose und glaubt an einen Irrtum oder eine Verwechslung. Die Krankheit wird verleugnet. Kübler-Ross betrachtet diese Reaktion als eine Schutzfunktion, die den Betroffenen überhaupt erst dazu in die Lage versetzt mit dieser unerträglichen Nachricht umgehen und weiterleben zu können.[102] *Ablehnung* taucht im weiteren Verlauf des Sterbens gesondert abermals auf. Der Übergang in die zweite Phase, die *Zorn-Phase*, erfolgt fließend (s. Abb. 7).

Für den Betroffenen steht die Frage im Mittelpunkt, weshalb gerade er sterben muss und nicht irgendjemand anders. Zorn, Erbitterung und Missgunst sind Kennzeichnen dieser Phase, die besonders für die Angehörigen, aber auch für das Pflegepersonal und

100 Vgl. *Mennemann* (1998), S. 132 f.
101 Vgl. *Herzig* (1981), S. 19 f.
102 Vgl. *Kübler-Ross* (2001), S. 41 f.

die Ärzte eine große Herausforderung darstellt. Die Anwesenheit der Familie am Krankenbett wird ohne jegliche Freude wahrgenommen.[103] Das befremdend wirkende Verhalten des Betroffenen kann zu einer Distanzierung und Entfremdung zwischen dem Betroffenen auf der einen Seite und den Angehörigen auf der anderen Seite führen. Wird die Phase des *Zornes* aber als natürlicher Vorgang im Sterbeprozess registriert, kann er in ein besseres Verständnis für die Situation Sterbender integriert werden.

Die *Depression* wird in der Darstellung von Kübler-Ross, entgegen der Reihenfolge in ihrem Buch, als die dritte Phase abgebildet. Im Vergleich zur vorhergehenden Phase setzt die *Depression* später ein. Sie verläuft über einen gewissen Zeitraum parallel zur Zornphase, bis sie schließlich als alleinige Erscheinung auftritt (Abb. 7).

Aufgrund immer wiederkehrender Krankenhausaufenthalte und dem Auftreten neuer Symptome können Betroffene ihre Lage und den drohenden Tod nicht mehr leugnen.[104] Die schreckliche Wahrheit ist jetzt auch für den Betroffenen evident. Eine ärztliche Fehldiagnose oder eine vermutete Verwechselung sind ausgeschlossen. Vorherrschend für die *Depression* ist das Gefühl eines schrecklichen Verlustes. Beschrieben ist damit nicht nur der Abschied von liebgewonnen Familienmitglieder und Freunden, sondern auch der Abbau der eigenen Körperlichkeit.[105]

Das *Verhandeln* über das eigene unabwendbare Schicksal ist eine sehr kurzlebige Phase. Als vierte Phase schließt sie sich direkt der *Depression* an (s. Abb. 7). Im Buch wird das *Verhandeln* von Kübler-Ross allerdings als dritte Phase aufgeführt.[106]

---

103 Vgl. *Kübler-Ross* (2001), S. 76 f.

104 Vgl. *Kübler-Ross* (2001), S. 123.

105 Vgl. *Kübler-Ross* (2001), S. 123 ff.

106 Vgl. *Kübler-Ross* (1970), S. 72 und *Kübler-Ross* (2001), S. 119.

Kennzeichnet für diese Phase ist das Bitten und Ansinnen des Betroffenen an Gott oder die zuständigen Ärzte, sein Leben zu verlängern und den drohenden Tod möglichst lange hinauszuzögern. Die „Kommunikation" des todkranken Patienten mit Gott findet hierbei nicht in einer für alle anderen Beteiligten offensichtlichen Art und Weise statt, sondern vollzieht sich im Geheimen. Der Betroffene bietet als „Gegenleistung" für die Verlängerung seines Lebens Wohlverhalten an. Des Weiteren erklärt er die Bereitschaft, seinen Körper der medizinischen und wissenschaftlichen Forschung zur Verfügung zu stellen.[107]

Die fünfte und letzte Sterbephase ist die *Zustimmung*. Der Betroffen hat, wenn er nicht vorher gestorben ist, alle bisherigen 4 Phasen durchlebt und ist jetzt dazu imstande, sein Schicksal anzunehmen. Es handelt sich bei dieser Phase allerdings auf keinen Fall um einen freudigen Zustand. Gereiztheit und Bedrückung aufgrund des persönlichen Schicksals verlieren in diesem Stadium deutlich an Geltung.[108]

Vereinzelte Einschnitte, die durch die Psychiaterin Kübler-Ross als vorbereitendes Leid eingestuft werden, unterbrechen wiederholt die Phase der *Zustimmung* (s. Abb. 7). Diese Einschnitte sind ein weiteres Indiz für die Richtigkeit der Meinung von Mennemann. Er beurteilt das Modell von Kübler-Ross über die Sterbephasen im Gegensatz zu Köhle als flexibel und differenziert.[109]
Für die Ausbildung eines möglichst realen Verständnisses für die außerordentliche Notlage Sterbender bietet die Phase der *Zustimmung* hilfreiche Einsichten. Die Kommunikation zwischen dem Betroffenen, der in Ruhe gelassen werden möchte, und seiner Außenwelt reduziert sich immer mehr auf wenige Worte und auf

107 Vgl. *Kübler-Ross* (2001), S. 119 ff.
108 Vgl. *Kübler-Ross* (2001), S. 153 ff.
109 Vgl. *Mennemann* (1998), S. 132 f.

Gesten.[110] In diesem Zusammenhang ist es sinnvoll, auf die Gefühlsmitteilungen Sterbender durch den Gebrauch und die Verwendung von Symbolen und Märchenbildern aufmerksam zu machen. Schwerkranke Menschen, die z.B. ihre Uhr im Vorfeld einer Operation an eine andere Person weiterreichen, nehmen auf diese Art ihren nahenden Tod bildlich an. Sie legen ihr „ideelles Erbe" in die Hände eines Anderen, da ihre Lebenszeit in Kürze abläuft.[111]

Das Modell der Sterbephasen lässt tiefe Einblicke in die emotionalen Vorgänge des menschlichen Sterbeprozesses erkennen. Für die Bildung und Weiterentwicklung eines tatsächlichen Verständnisses von der individuellen Perspektive Sterbender ist das Werk von Kübler-Ross unerlässlich. Die Übertragbarkeit ihres Phasenmodells auf die innere Befindlichkeit Angehöriger verschafft ihrem Modell eine zusätzliche Bedeutung. In der Regel erleben die Angehörigen die empfindsamen Phasen später als die Betroffenen.[112]

Praxisrelevante Handlungen kann man nach Mennemann nicht aus einem Phasenmodell erschließen.[113] Dieser Ansicht ist nicht im vollen Umfang zu folgen. Das Schema der komplexen Verknüpfung individueller Abläufe während des Sterbens kann für die berufliche alltägliche Beschäftigung mit der Problematik von großem Nutzen sein. Es muss dabei allerdings berücksichtigt werden, dass ein Modell immer ein theoretisches Konstrukt bleibt. Eine deckungsgleiche Anwendung auf das reale Leben und Sterben daraus abzuleiten ist daher in der Praxis nicht möglich.

---

110 Vgl. *Kübler-Ross* (2001), S. 154.

111 Vgl. *Held* (2006), S. 217.

112 Vgl. *Weiberg* (2006), S. 224.

113 Vgl. *Mennemann* (1998), S. 139.

2.4.2. Facetten von Leid – körperlich, seelisch und sozial

Der Sterbeprozess ist eine dynamische Reifeentwicklung, die sich in unterschiedlichen Stadien und nie ohne Leid vollzieht. Mit dem Begriff Leid kann nicht nur ein rein körperliches Übel, sondern auch eine psychische oder soziale Notsituation beschrieben werden.[114] Ohne Zweifel werden durch das Sterben alle drei Formen von Leid erfasst.

In der Einleitung wird die konkrete Begegnung mit einer älteren krebskranken Frau, die aufgrund ihrer gesundheitlichen Konstitution von starken Schmerzen gequält wurde, als Auslösefaktor für die Entstehung dieses Kapitels genannt. Schmerzen können einem Menschen jegliche Handlungsgrundlage entziehen, sodass ein weitgehend normales Leben gar nicht mehr möglich ist.[115] Der Mensch wird durch die Qualen „blind und taub".[116] Die optimale Minimierung körperlicher Leiden auf ein annehmbares Mindestmaß ist Bedingung für ein Sterben in Würde.[117] Die Medizin kann durch den Einsatz moderner analgetischer Medikamente die Schmerzen sterbender Patienten inzwischen sehr gut behandeln. Der Ruf nach einer Freigabe der direkten aktiven Sterbehilfe, mittels deren Durchführung das schmerzhafte Leid Betroffener beendet werden soll, erscheint vor diesem Hintergrund abwegig.[118] Die moderne Medizin entkräftet infolgedessen ein wesentliches Argument der Befürworter einer direkten aktiven Sterbehilfe. Körperliche Beschwerden während des Sterbens sind therapierbar und legitimieren daher nicht die aktive Herbeiführung des menschlichen Todes.

---

114 Vgl. *Horn* (2002), S. 150.
115 Vgl. *Lutterotti* (1999), S.117.
116 *Sölle* (1978), S. 88.
117 Vgl. *Küng* (1998), S. 45.
118 Vgl. *Eser* (1998), S. 175.

Eine Aufklärung über Funktionen und Wirkungen der medizinischen Schmerztherapie ist für Betroffene und Angehörige überaus bedeutend, da hier häufig ein Mangel an Wissen und Informationen besteht. In Anbetracht der Schwere ihrer Krankheit und der damit verbundenen Schmerzen sind viele Betroffenen auf die Einnahme starker Analgetika, in aller Regel Morphin, angewiesen.[119] Offenbar fehlt es vielen Ärzten an der notwendigen schmerztherapeutischen Kompetenz im Umgang mit Sterbenden. Dies ist ein Zustand, der neben der kaum vorhandenen Anzahl von Lehrstühlen für Palliativmedizin ebenfalls beanstandet wird.[120]

Der Gebrauch von Morphin ist entgegen gesellschaftlichen Vorbehalten und Vorurteilen in der Schmerztherapie üblich. Sein fachgemäßer Einsatz führt weder zu einer Abhängigkeit noch zu einer Beschleunigung des Sterbeverlaufes. Die Betroffen können ohne größere Einschränkungen aktiv am Leben teilnehmen.[121] Der Ruf leidender Patienten nach einer Erlösung und damit auch der Inanspruchnahme der direkten aktiven Sterbehilfe findet aller Wahrscheinlichkeit nach seinen Ausgangspunkt in den z.T. erheblichen Schmerzen. Sölle betrachtet den Schmerz als ein Auslöser für unüberlegte und eilige Handlungen.[122] Die Forderung mancher Betroffenen nach einer direkten aktiven Sterbehilfe ist vor dem Hintergrund anhaltender und kaum erträglicher Schmerzen nachvollziehbar. Daher sind für die Kirche der Ausbau und die Förderung einer auf die speziellen Erfordernisse Sterbender ausgerichteten Versorgung wichtig. In der Folge wird der Wunsch nach aktiver Sterbehilfe abnehmen.[123]

Das Gefühlsleben wird durch das Wissen um die lebensbedrohliche Krankheit unmittelbar berührt. Die Seele ist durch den

---

119 Vgl. *Horlemann* (2002), S. 21 ff.
120 Vgl. *Denkers* (2006), S. 17 f.
121 Vgl. *Horlemann* (2002), S. 22 f.
122 Vgl. *Sölle* (1978), S. 90.
123 Vgl. *Denkers* (2006), S. 17.

absehbaren Verlust der eigenen Existenz und die endgültige Lostrennung von liebgewonnenen Menschen schwer belastet. Diese emotionalen Vorgänge schildert Kübler-Ross in ihrem Entwurf über die Sterbephasen ausführlich (s. Kap. 2.4.1.). Hier wird deshalb nur auf das Bestehen dieser Facette von Leid hingewiesen.

In enger Verbindung zu den physischen und psychischen Nöten der Betroffenen steht das soziale Leid. Bezeichnend ist eine Empfindung des Nicht-mehr-Dazugehörens. Sie resultiert zum Teil aus der bereits erwähnten gesellschaftlichen Verdrängung des Todes, der die Hilflosigkeit und Abhängigkeit des Menschen verkörpert.[124] Die Einschränkung körperlicher Funktionen und das Vorhandensein signifikanter Schmerzen sind weitere Gründe, die das Gefühl sozialer Vereinsamung begünstigen.

„Das Fühlen für andere stirbt, das Leiden isoliert den Menschen, es bezieht ihn nur noch auf sich selber.“[125]

In der Literatur spricht man von dem *sozialen Tod*, der Sterbende betrifft. Dabei ist die Furcht vor diesem Tod nach außen hin vielfach offenkundiger, als die Angst vor dem sicheren und unumkehrbaren körperlichen Ableben.[126] Das Wissen um den Tod macht ihn erst zu einem Problem für den Menschen.[127]

Sterben beschreibt in der Physiologie den körperlichen Verfall.[128] Für die ganzheitliche Betrachtungsweise von Sterben und Tod reicht diese Definition nicht aus. Physisches, psychisches und soziales Leid sind ausnahmslos typische Merkmale des vielschichtigen Sterbevorganges. Im Umgang mit todkranken Patienten kann das Leid nicht einfach auf eines dieser Merkmale reduziert wer-

---

124 Vgl. *Mennemann* (1998), S. 109.
125 *Sölle* (1978), S. 89.
126 Vgl. *Karusseit* (1994), S. 65.
127 Vgl. *Elias* (2002), S. 12.
128 Vgl. *Mennemann* (1998), S. 141.

den, da sich daraus ein falsches Bild der wirklichen Situation ergibt. Ferner ist ein Sterbender nicht nur mitfühlend als leidendes Opfer, sondern in erster Linie als lebender Mensch wahrzunehmen.[129]

2.4.3. Recht auf Leben – Recht auf Sterben

Sterben schließt immer auch das Vorhandensein von Leid mit ein. Die Entziehung des Lebens vollzieht sich für den Betroffenen wahrnehmbar in unterschiedlichen Bereichen (s. Kap. 2.4.2.). Aufgrund der gesellschaftlichen Verdrängung von Sterben und Tod fehlt eine erforderliche Sinngebung des Todes. Sie obliegt somit dem einzelnen Individuum ganz alleine.[130] Resultat ist ein „individueller Orientierungszwang".[131] Es verwundert darum auch nicht, wenn ein Mensch für sich die direkte aktive Sterbehilfe einfordert und sich dabei auf den Artikel 2 des GG beruft. Verfassungsrechtler interpretieren diesen Artikel als das Recht auf Leben, aber bewerten ihn nicht automatisch als ein Recht über das Leben.[132]

Die Fragestellung, ob und inwieweit jeder Mensch selbst über sein Leben verfügen darf, ist im Kern eine ethisch-moralische Problematik. Für eine Behandlung im Rahmen dieser Arbeit ist die Thematik zu umfangreich. Eher liegt die Absicht darin, auch dieser individuellen Perspektiven Sterbender vorurteilslos und mit dem erforderlichen Respekt zu begegnen.

Ergänzend ist aber noch anzufügen, dass die direkte aktive Sterbehilfe nicht nur den Sterbenden betrifft, sondern auch weitere Personen (Arzt und Angehörige). In diesem Moment wird aus ei-

---

129 Vgl. *Mennemann* (1998), S. 30.
130 Vgl. *Mennemann* (1998), S. 103 f.
131 *Karusseit* (1994), S. 9.
132 Vgl. *Eser* (1998), S. 171.

ner ethisch-moralischen Fragestellung eine juristische Aufgabe. Die direkte aktive Sterbehilfe beschreibt einen komplizierten und problematischen Bereich des menschlichen Daseins.

Lebensverlängernde Maßnahmen, die aufgrund der modernen Intensivmedizin einen Menschen über einen sehr langen Zeitraum künstlich am Leben erhalten, können dem Betroffenen möglicherweise das Recht auf den eigenen Tod entziehen.[133] Der erlaubte Abbruch einer das Leben verlängernden Maßnahme kann in derartigen Fällen richtig und angebracht sein. Bedingung für die Anwendung der passiven Sterbehilfe ist aber die unbedingte Zustimmung des Betroffenen. Ein BGH-Beschluss vom 17. März 2003 regelt in diesem Zusammenhang die gesetzmäßige Situation für einwilligungsunfähige Menschen, die nicht mehr dazu fähig sind, eigene Wünsche und Bedürfnisse zu artikulieren. Komapatienten sind hierfür ein Beispiel. Danach sind lebensverlängernde Maßnahmen zu unterlassen, wenn eine Krankheit einen irreversiblen tödlichen Verlauf nimmt und die Beendigung der Behandlung mit seinem zuvor geäußerten Willen, z.B. durch eine Patientenverfügung, übereinstimmt. Der Bundesgerichtshof erkennt infolgedessen das im einwilligungsfähigen Zustand ausgeübte Selbstbestimmungsrecht des Patienten als gültig an.[134]
Die Patientenverfügung beugt einer möglichen Unfähigkeit der Willensäußerung vor. Sie ist eine Art von Vorausverfügung, die das deutsche Recht vorsieht. Neben ihr gibt es noch die Vorsorgevollmacht und die Betreuungsverfügung.[135] Beim Verfassen einer Patientenverfügung sind Hilfe und Beratung durch Ärzte und Juristen ratsam.[136] Im Detail können in der Verfügung diverse Anga-

133 Vgl. *Karusseit* (1994), S. 63.
134 Vgl. BGH (2003), Pressemitteilung.
135 Vgl. Enquete-Kommission (2005), S. 12.
136 Vgl. *Lipp* (2005), S. 27.

ben zu Art und Umfang der medizinischen Behandlung gemacht werden. Des Weiteren kann beispielsweise der Wunsch nach einer passiven Sterbehilfe formuliert werden.[137]
Die aktuelle Rechtslage im Bereich der Sterbehilfe und Patientenverfügungen erscheint ausreichend. Trotz einiger Fehlentwicklungen, die in erster Linie auf eine Schwäche des interdisziplinäreren Transfers von Wissen und Informationen zurückzuführen sind, wird das Eingreifen des Gesetzgebers nicht zwangsläufig als notwendig erachtet.[138]

Das *Recht auf Leben* und *Recht auf Sterben* betreffen einen sehr persönlichen Bereich des menschlichen Lebens. Diskussionswürdig sind diese individuellen Ansprüche an die Justiz, Medizin und letztlich an die gesamte Gesellschaft zweifellos. Innerhalb der Gesellschaft wird die Debatte über Euthanasie und Sterbehilfe inzwischen als wichtiges Thema wahrgenommen.[139] Die Anerkennung der Würde und Einmaligkeit jedes lebenden oder sterbenden Menschen verlangt einen respektvollen Umgang mit diesem Thema.

---

137 Vgl. Enquete-Kommission (2005), S. 13.

138 Vgl. *Sahm* (2004), S. 146.

139 Vgl. *Wils* (1999), S. 21.

3. Umgangsformen mit Sterben und Tod in Deutschland

3.1. Das schwere Erbe – Euthanasie im NS-Staat

Die aktuelle Diskussion in Deutschland über unterschiedliche Formen von Sterbehilfe darf einen historischen Verweis nicht auslassen. Es handelt sich um die erbarmungslose Ermordung von etwa 200.000 Menschen im NS-Staat. Nach außen hin wurde dieser Massenmord als „barmherziger Gnadentod“ propagiert.[140] Auf den ersten Blick mag diese Thematik für den Gesamtzusammenhang dieser Arbeit keine wesentliche Bedeutung zu besitzen. Ein historischer Exkurs ist aus folgenden Gründen dennoch wichtig:

- Aktuelle Diskussionen um das Für und Wider von Sterbehilfe beziehen sich in ihrer Argumentation immer wieder auf historische Zusammenhänge. Fehlt dieses Wissen dem Beteiligten und/oder dem direkt Betroffenen, kann er einzelnen Argumentationen nicht im Detail folgen.

- Die gegenwärtige Lage der Ärzte, an die sich mitunter das Anliegen todkranker Menschen nach aktiver Sterbehilfe richtet, wird durch die inhaltliche Verbindung zu den Vorgängen der „Euthanasie“ im Dritten Reich deutlicher.

---

140 Vgl. *Payk* (2004), S. 111 ff.

3.1.1. Massentötung von zu „lebensunwert" erklärten Menschen

Natürlich war ein „Gnadentod", wie einleitend unter Punkt 4 angesprochen, zu keiner Zeit die tatsächliche Absicht des NS-Staates. Klee nennt vor allem wirtschaftliche und militärische Ziele der Nationalsozialisten als Gründe für die „Euthanasie".[141] Andere Meinungen beschreiben die Rassentheorie als primäres und auslösendes Element für die Entstehung des Euthanasieprogramms im Dritten Reich und der damit zwangsläufig verbundenen Tötung tausender Unschuldiger.[142]

Ökonomisierungstendenzen in Verbindung mit dem Zwang zur Einsparung finanzieller Mittel lassen sich gegenwärtig in fast allen Bereichen des gesellschaftlichen Lebens in Deutschland wiederfinden. Von Kosten- und Leistungssteigerungen ist das gesamte Gesundheitswesen betroffen.[143] Sterbende sind aufgrund ihrer körperlichen Konstitution auf das Wohlwollen und die Zuwendung anderer Menschen angewiesen.[144] Da die komplexe Versorgung sterbenskranker und alter Menschen viel Zeit, Medikamente und Personal in Anspruch nimmt, stellt sie für das Gesundheitssystem einen beträchtlichen Kostenfaktor dar.

Kostengesichtspunkte dürfen aus Sicht der Bundesärztekammer niemals Auslöser einer neuen Diskussion über die „Euthanasie" als gangbarer Sparfaktor sein.[145] Eine solche Entwicklung schadet nicht nur dem Betroffen, sondern lässt die sachliche und fachliche Auseinandersetzung über die Sterbehilfe in bedrohliche Nähe zu den Verbrechen unter der Nazi-Diktatur rücken.

141 Vgl. *Klee* (2001), S. 27 f.
142 Vgl. *Ricciardi-von Platen* (2000), S. 47.
143 Vgl. *Witterstätter* (2003) , S. 57.
144 Vgl. *Mennemann* (1998), S. 141.
145 Vgl. *Klinkhammer* (2005 b), S. A 2212.

Der geschichtliche Einfluss dieser Verbrechen reicht bis in die heutige Zeit hinein und betrifft im Speziellen die Frage und den hörbaren Ruf nach direkter aktiver Sterbehilfe.

Die rassenhygienisch-erbbiologischen Ideologie, die durch die Nationalsozialisten in der Zeit des Dritten Reiches vertreten wurde, sah die zielgerichtete Ermordung geistig behinderter, psychisch kranker und anderer Menschen, die nicht der erwarteten „Norm" entsprachen, vor.[146]

> „Diese Form erzwungener „Euthanasie" aufgrund staatlicher Anordnung ist nichts als kalter Mord!"[147]

Beängstigend ist die freiwillige und gelegentlich auch unterstützende Tatkraft aller an der Massentötung beteiligten Personen.[148] Trotz des Wissens um die Folgewirkungen ihres Handelns, das qualvolles Sterben und den Tod unschuldiger Menschen zur Folge hatte, nahmen sie an der sogenannten „Aktion T 4" teil. Die Abkürzung „T 4" ist abgeleitet aus der örtlichen Lage der Euthanasie-Verwaltung. Sie hatte ihren Sitz in einer Villa im Berliner Stadtteil Charlottenburg in der Tiergartenstraße 4.[149]

3.1.2. Historische Verantwortung

Die geschichtliche Verantwortung, die sich aus jedem einzelnen Schicksal ergibt, darf niemals in Vergessenheit geraten. Sie resultiert aus den Morden und anderen Verbrechen, die unter der NS-Diktatur stattfanden.

---

146 Vgl. *Payk* (2004), S. 111.
147 *Küng* (1998), S. 44.
148 Vgl. *Klee* (2001), S. 28.
149 Vgl. *Klee* (2004), S. 166.

Als Bestandteil der heutigen schulischen Ausbildung wird dieses „finstere“ Kapitel deutscher Geschichte bereits in der Jugend zu einem wichtigen Thema gemacht. Eine frühzeitige Aufklärung über die menschenverachtenden Verbrechen kann dem gesellschaftlichen Vergessen entgegenwirken. Gleichzeitig wird die Grundlage für einen neuen, menschenwürdigen und barmherzigen Umgang mit Sterben und Tod gelegt. Die Enttabuisierung des Todes sollte schon in der Kindheit und Jugend beginnen. In den USA findet in staatlichen Schulen unter dem Begriff „Death Education“ schon seit den 70er Jahren eine Auseinandersetzung mit dem Thema Sterben und Tod statt.[150] Ein schulischer Schwerpunkt, der die „Lehre über den Tod“ beinhaltet, lässt sich an deutschen Schulen im Gegensatz zu den USA nicht finden.

Ein Deutschland, das das Thema „Tod“ in den schulischen Lehrplan stärker einbezieht, kann als „verwandeltes“ Deutschland nach Ansicht von Kübler-Ross für ganz Europa zu einem positiven Vorbild in Bezug auf die Begleitung und die menschliche Fürsorge todkranker Menschen werden. Sie richtet darum ihren Appell, an einer Verwandlung Deutschlands mitzuwirken, nicht nur an die Kirche und den Staat, sondern auch an jeden einzelnen Bürger dieses Landes.[151]

Sicherlich schließt Kübler-Ross, wenngleich sie dies nicht explizit betont, gerade auch die höheren Bildungsschichten in ihre Worte mit ein. Diese Schichten ermöglichten es dem NS-Regime erst, derartig perfide Gräueltaten durchzuführen.

An diesen Gräueltaten waren auch Ärzte, also Teile der angesprochenen Bildungselite, aktiv beteiligt.[152] Man kann in diesem Zusammenhang keineswegs die Propaganda oder das Nichtwissen als Entschuldigung für das Geschehene heranziehen. Den Betei-

150 *Karusseit* (1994), S. 48.

151 Vgl. *Kübler-Ross* (1999), S. 9 f.

152 Vgl. *Proctor* (2000), S. 65.

ligten waren die fürchterlichen Folgen der Tötungs-Maschinerie bekannt.

Die „Euthanasie“ im NS-Staat ist Unrecht und kann nicht entschuldigt werden. Aus ihr leitet sich für die heutige Zeit eine epochale Verantwortung ab. Sie enthält zu großen Teilen das ehrfurchtsvolle Angedenken an die Menschen, die völlig unschuldig Opfer dieser Zeit wurden. Entscheidend ist dabei die Reichweite der Verantwortung. Sie endet nicht mit dem Tod der Mörder, sondern gerade dann ist ihre immense Bedeutung mehr denn je zu betonen. Trotzdem dürfen die historischen Verbrechen nicht dazu benutzt werden, eine sachliche Debatte über Sterbehilfe zu belasten oder gar zu verhindern.[153]

Eine Anmerkung ist in diesem Zusammenhang noch wichtig. Der Begriff „Euthanasie“ ist in Deutschland zu eng mit der Vorstellung von den Morden der Nationalsozialisten verbunden, als dass eine Trennung möglich wäre.[154]

Für todkranke Menschen, ganz gleich nach welcher eventuellen Form von Sterbehilfe sie auch immer verlangen, muss klar sein, dass sich ihre Forderung nicht ohne weiteres an einen Arzt oder ihr persönliches Umfeld richten lassen kann. Leben, Sterben und Tod kommt ein unbeschreibbar großer Wert zu. Die kontroverse Diskussion über Sterbehilfe und die Beihilfe zum Suizid mögen zu einer Art „Renaissance des Lebens“ in weiten Bereichen der Gesellschaft geführt haben und werden die Gesellschaft immer noch beschäftigen.

Im folgenden Kapitel wird anhand des Vereins Dignitas beispielhaft geschildert, wie die Beihilfe zum Suizid in der Praxis

153 Vgl. *Schockenhoff* (1991), S. 62.
154 Vgl. *Frewer/Eickhoff* (2000), S. 13.

aussieht und welche Argumentation hinter dieser Form von Sterbehilfe steckt.

3.2. Dignitas – Tod gegen Bezahlung in der Schweiz

Die Einleitung zu dieser Arbeit erwähnt den schweizerischen Verein Dignitas. Aufgrund des Mangels an literarischen Quellen und Informationen über die Inhalte und Angebote des Vereins wird auf Informationen zurückgegriffen, die durch den Verein direkt an Interessenten nach Deutschland verschickt werden. Diese werden im Anhang der Arbeit angeführt.[155]

Die Überschrift *Dignitas – Tod gegen Bezahlung in der Schweiz* beschreibt die Realität verhältnismäßig genau. Mehr als 3.000 Euro sind für eine begleitete Selbsttötung, die in der Schweiz im Gegensatz zu Deutschland möglich ist, zu zahlen.[156] In Bezugnahme auf die Ausgangsfragestellung dieser Arbeit ist der Umfang der finanziell zu erbringenden Leistungen ganz und gar unerheblich. Ausschlaggebend ist die denkbare Handlungsalternative, sich als Betroffner seinen eigenen Tod „einkaufen" zu können. Die real praktizierte *Begleitung beim Suizid* ist für die inhaltliche Auseinandersetzung mit Sterbehilfe unerlässlich.

3.2.1. „Ultima Ratio" – endlich errettet

Offensichtlich finden mache Menschen in den hierzulande verfügbaren Hilfeangeboten nicht die Unterstützung, die ihren Vorstellungen und Sehnsüchten für die letzte Lebensphase entspricht. Laut *Dignitas* haben über 250 Deutschen in den letzten Jahren das

---

155 *Die Materialien sind zum Zwecke einer vereinfachten Zitierweise von M 1 – M 14 durchnummeriert.*

156 Vgl. Dignitas (2006), M 3 und M 4.

Angebot eines begleiteten Suizids in der Schweiz angenommen.[157] Ist dieser Weg etwa das Resultat wirklich und aufrichtig wahrgenommener Wünsche Sterbender? Student lässt Wünschen eine immense Bedeutung zukommen. Aus seiner Sicht verändert die ausdrückliche Wahrnehmung der Wünsche todkranker Menschen die Einstellung Außenstehender zum Sterbenden nicht nur, sondern gibt diesem – als Folge davon – seine Würde zurück.[158]

Der Verein *Dignitas* wirbt damit, seinen Mitgliedern ein menschenwürdiges Leben und Sterben zu ermöglichen.[159] Wie funktioniert ein begleiteter Suizid, der anscheinend das „letzte Mittel" für Betroffene darstellt, ihrer aussichtslos erscheinenden Notsituation zu entkommen?

Da es sich bei *Dignitas* um einen Verein handelt, ist eine Mitgliedschaft erforderlich. In Deutschland erhebt der Verein höhere Mitgliedsbeiträge als vergleichsweise in der Schweiz. Gerechtfertigt wird diese Vorgehensweise mit dem formulierten Ziel, in Deutschland die Verhältnisse dahingehend verändern zu wollen, dass auch dort der begleitete Suizid in absehbarer Zeit möglich ist.[160]

Dieses Vorhaben stößt, wie auch die gesamte Grundeinstellung von *Dignitas*, auf eine überwiegende und breite Ablehnung deutscher Politiker und Kirchenvertreter. Die Landesbischöfin von Hannover, Margot Käßmann, und die Bundessozialministerin, Ursula von der Leyen, üben scharfe Kritik an *Dignitas*. Der begleitete Suizid birgt die Gefahr einer Kurzschluss-Reaktion in sich und stellt auch für die Angehörigen eine sehr große Belastung dar. Käßmann und von der Leyen plädieren für eine bessere Schmerztherapie und Pflege.[161]

---

157 Vgl. *Klinkhammer* (2005 c), A 2661.
158 Vgl. *Student* (1999), S. 22.
159 Vgl. Dignitas (2006), M 1.
160 Vgl. Dignitas (2006), M 2.
161 Vgl. *Altwig/Morchner* (2005 b).

Trotz dieser Beanstandung werden die Dienste von *Dignitas* in Anspruch genommen, wie es die Fallzahlen am Kapitelbeginn belegen. Sind alle Voraussetzungen (siehe M 11 f.) für einen begleiteten Suizid erfüllt, nimmt der Betroffene selbstständig ein Barbiturat. Dieses Mittel, das ein Schweizer Arzt auch in einer tödlich wirkenden Dosierung einem Patienten verschreiben darf, führt erst zum Einschlafen, bevor es später die Atmung ganz stoppt.[162] Dignitas spricht in diesem Kontext von einem „natürlichen Sterben“[163] und der „sanften Schweizer Methode“.[164]
Ist aber der begleitete Suizid als „ultima Ratio“ die richtige Alternative dem eigenen Tod zu begegnen? Demmer antwortet auf diese Frage mit einem klaren „Nein“. Er sieht die individuelle Auseinandersetzung mit dem Tod als eine der wesentlichsten Aufgaben, die ein Mensch in seinem Leben zu bestehen hat.[165]

3.2.2. Tod als Teil des Lebens

Die Sichtweise den *Tod als Teil des Lebens* zu begreifen, wie Demmer im vorherigen Kapitel formuliert, kann im Erfahren des Sterbens und nahenden Todes für Betroffene hilfreich sei. Auf diese Weise erlebt der Tod wieder eine, scheinbar verlorengegangene, Sinngebung (s. auch Kap. 2.4.3.). Ein begleiteter Suizid kann andererseits nicht als zu bewältigender Teil des eigenen menschlichen Lebens aufgefasst werden. Er ist abrupt und lässt dem Betroffenen kaum Raum und Zeit für die Beschäftigung mit dem eigenen Selbst. Aufgrund dieser Sachlage gerät *Dignitas* in Rechtfertigungsnot und argumentiert auf verschiedenen Ebenen,

162 Vgl. Dignitas (2006), M 8.
163 Dignitas (2006), M. 8.
164 Vgl. Dignitas (2006), M 9.
165 Vgl. *Demmer* (1999), S. 177.

um ihrem Anliegen nach einer Legalisierung des begleiteten Suizids Nachdruck zu verleihen.

Dignitas bezeichnet die Argumentation seitens der Politik, Kirche und Medizin als reine Heuchlerei und macht den „Meinungsführern", also Politikern, Kirchenvertretern etc., den Vorwurf, nichts gegen die gewaltige Zahl von Selbsttötungen zu unternehmen.[166] Der schweizerische Verein interpretiert dementsprechend eine Selbsttötung als den persönlichen Ausdruck der Hilflosigkeit Betroffener, die sich von der Gesellschaft mit ihrem Problem alleingelassen fühlen und darum ihr Leben durch eine „gewaltsame Methode"[167] beenden.

Es handelt sich hierbei um einen schweren Vorwurf, der aus unterschiedlichen Gründen nicht haltbar ist. Ein Suizid kann selbstverständlich nicht immer in direkte Verbindung zu einer unheilbaren Krankheit gebracht werden, da auch körperlich und geistig völlig gesunde Menschen auf diese Art ihr Leben verlieren. Daneben belegen die Aufzeichnungen des StBA, dass die Zahl der Suizide im Vergleich der Jahre 2001 bis 2005 zwar nicht rückläufig, aber mit ca. 12.000 Fällen pro Jahr sehr konstant ist. Aussagekräftig ist dieser absolute Wert nur dann, wenn er in ein anteiliges Verhältnis zur Gesamtsumme aller Todesfälle gesetzt wird. Demnach machen die Suizide für den genannten Zeitraum im Durchschnitt einen Anteil von 1,3 – 1,4 Prozent aller Todesfälle aus.[168] Berücksichtigt man diesen sehr beständigen Wert und ruft sich gleichzeitig die Folgen der demographischen Entwicklung in Erinnerung (Kap. 2.3.1. f.), also die zunehmende Alterung der Gesellschaft, kann die vorliegende Anzahl der Suizide kein Indiz für eine möglicherweise vorhandene Hoffnungslosigkeit alter Menschen sein, die sich in Form eines Suizids abbildet. Diese Schlussfolge-

166 Vgl. Dignitas (2006), M 9.

167 Dignitas (2006), M 6.

168 Vgl. StBA, Todesursachenstatistik der Jahre 1995 bis 2004.

rung ist nur dann überhaupt denkbar, wenn mit dem immer größer werdenden Anteil älterer Menschen gleichzeitig auch die Zahl der Suizide innerhalb der Gesellschaft zunimmt.

Dignitas unterstellt der Ärzteschaft und verschiedenen anderen Einrichtungen, unter anderem Krankenhäusern, Alten- und Pflegeheimen und ebenso Hospizen, vorrangig finanzielle Interessen im Umgang mit Sterbenden zu verfolgen.[169] Dieser Vorwurf ist eine Beleidigung für eine Vielzahl engagiert arbeitender Menschen, die täglich mit der Pflege von Alten, Kranken und Sterbenden zu tun haben. Mithilfe einer solchen Argumentation schadet *Dignitas* einem menschenwürdigen Sterben und stärkt gezielt gesellschaftliche Kräfte, die die Ökonomisierungsdebatte im Gesundheitswesen auf den Bereich der Sterbehilfe ausdehnen möchten.

Eine Ökonomisierung des Gesundheitswesens kann nicht das Ziel einer fortschrittlichen Gesellschaft sein, da eine inhumane Versorgung notleidender Menschen mit Sicherheit das Resultat einer solchen Entwicklung darstellt. Fakt ist, dass die medizinische und die menschliche Betreuung alter Menschen immense Kosten mit sich bringen.[170] Es ist nicht nur allgemein Aufgabe der Gesellschaft insgesamt dafür Sorge zu tragen, dass über das menschliche Wohl nicht ausschließlich nach Kriterien von Wirtschaftlichkeit und Effizienz entschieden wird. Gerade diejenigen, die wegen ihrer Profession mit Themen des Alterns und Sterbens zu tun haben, sind aufgerufen, sinnvolle Kriterien zu erarbeiten.

Die Soziale Arbeit findet in einem Spannungsfeld zwischen der krisenhaften und höchst individualisierten Lebenssituation eines Einzelnen und der gesellschaftlich „normierten" Lebensweise ihren Handlungsbereich.[171] In der Einleitung wird die Legitimation der Sozialen Arbeit, für sich einen eigenen Standpunkt im

169 Vgl. Dignitas (2006), M 5.

170 Vgl. *Willenbrink* (2006), S. 41.

171 Vgl. *Mennemann* (1998), S. 5.

Bereich der Arbeit mit Schwerstkranken und Sterbenden auszubilden, genannt. Der Nachweis, Sterbehilfe als einen grundlegenden Handlungsbereich der Sozialen Arbeit zu verstehen, ergibt sich aus einem gesellschaftlichen Problem heraus. Sterben und Tod sind ein Tabu, das die Verdrängung todkranker Menschen aus dem gesellschaftlichen Leben zur Folge hat.

Infolgedessen kann der gesamte Bereich der Sterbehilfe als eine gesellschaftspolitische Herausforderung betrachtet werden, deren professionelle Bearbeitung einen wesentlichen Beitrag zu einer Verbesserung im Umgang mit Sterbenden leisten kann.[172] Von Interesse ist in diesem Zusammenhang die Bevölkerungsmeinung über Formen der ärztlichen Sterbehilfe. Schröder stellt in ihrem Artikel eine repräsentative Befragung der Universität Leipzig aus dem Jahre 2001 vor. Gleichzeitig kritisiert sie eine manipulierte Vorgehensweise anderer Erhebungen, die aufgrund einer unseriösen Arbeitsweise die geforderten Ergebnisse vorwegnehmen.[173]

Laut *Dignitas* wollen bis zu 80 Prozent aller Deutschen frühzeitig und selbstbestimmt ihr Leben beenden können, falls die Schmerzen nicht mehr auszuhalten sind.[174] Der Wunsch nach Selbstbestimmung und einem Sterben ohne unendliche Schmerzen nimmt die Antwort auf die Frage vorweg, ohne wirklich einen ernsthaften Beitrag zur Debatte um Sterbehilfe oder den begleiteten Suizid zu leisten. Schließlich kann angenommen werden, dass niemand einen qualvollen Tod erdulden will.

Voraussetzung für ein authentisches Abbild der gesellschaftlichen Meinung über die verschiedenen Formen von Sterbehilfe ist nicht ausschließlich das vorhandene Wissen der Befragten über die maßgeblichen inhaltlichen Unterschiede, sondern auch eine seriöse

---

172 Vgl. *Mennemann* (1998), S. 109 f.

173 Vgl. *Schröder* (2005), S. 21.

174 Vgl. Dignitas (2006), M 6.

Meinungserhebung. Die von der Universität Leipzig durchgeführte Befragung entspricht nach Auffassung von Schröder diesen Kriterien, da es sich um eine neutrale Institution handelt.[175]

Abb. 8.: Bevölkerungsmeinung über Sterbehilfe (Angaben in Prozent)

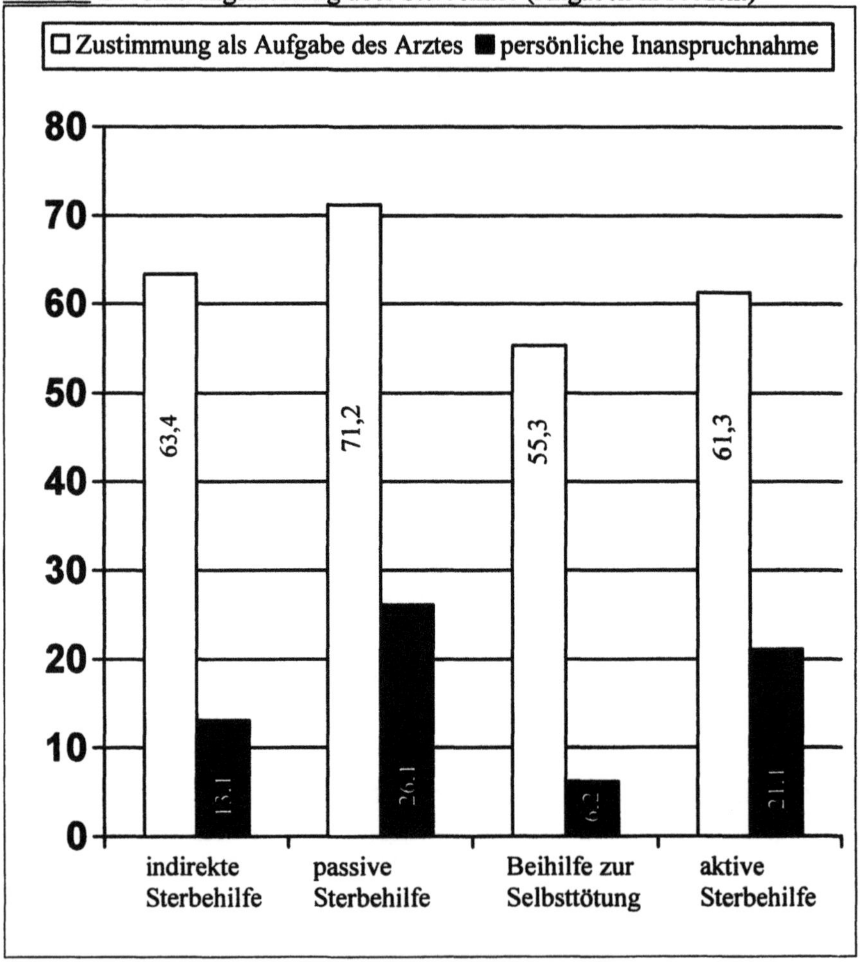

Datenbasis: Die Hospiz-Zeitschrift, 2005, S. 20.

175 Vgl. *Schröder* (2005), S. 21.

Die Beihilfe zur Selbsttötung, für die der schweizerische Verein *Dignitas* wirbt, stellt für einen Anteil von 6,2 % der Bevölkerung eine realistische Option im Umgang mit ihrem eigenen Tod dar (s. Abb. 8). Durch das Ergebnis dieser Untersuchung wird der von *Dignitas* angeführte Wert, der den begleiteten Suizid als Forderung einer großen Mehrheit der Bevölkerung suggeriert, in ein reales Verhältnis zur Wirklichkeit gesetzt.

Auch die Euthanasie der Nationalsozialisten während des Dritten Reiches wird in der Argumentation von *Dignitas* nicht ausgelassen. Die seinerzeit begangenen Verbrechen, so *Dignitas*, machten es den Gegnern der Sterbeihilfe heutzutage sehr leicht, begleitete Suizide abzulehnen und gegensätzliche Forderung zu artikulieren.[176] Diese Art und Weise einer inhaltlich-argumentativen Auseinandersetzung meint Schockenhoff nicht, wenn er eine sachliche und unbelastende Debatte über die Sterbehilfe fordert.[177]

Als einen „Meinungsführer" greift *Dignitas* unter anderem die Kirche an und unterstellt ihr Ratlosigkeit und Tatenlosigkeit bezogen auf die Situation notleidender Sterbender.[178] Dies ist eine falsche Behauptung. Entwicklung und Ausbau palliativmedizinischer Versorgung und Hospizarbeit sind für die Kirche zentrale Anliegen. Sie sieht in der Form der Sterbebegleitung die Möglichkeit eines menschenwürdigen Sterbens begründet.[179]

Außerdem nimmt die Kirche Bedürftigkeit und Krankheit schon seit jeher überaus ernst. Sie mindert das Leid mit allen ihr zur Verfügung stehenden Mitteln.[180] Der Kirche kann in diesem Zusammenhang keine Untätigkeit vorgeworfen werden, da sie immer bestrebt ist, das Leben und die Individualität zu schützen und zu bewahren.

---

176 Vgl. Dignitas (2006), M 6.

177 Vgl. *Schockenhoff* (1991), S. 62.

178 Vgl. Dignitas (2006), M 5.

179 Vgl. *Denkers* (2006), S. 17.

180 Vgl. *Weber* (2006), S. 12.

Die Kirche warnt darüber hinaus vor unklaren und menschenverachtenden Folgen, die sich aus der Forderung nach Straffreiheit für eine Tötung auf Verlangen ergeben.[181] Eine Legalisierung des Paragraphen 216 StGB kommt einem Tabu-Bruch gleich. Das Leben verliert seine Unantastbarkeit.[182]
Befürchtungen seitens der Kirche, auch die Lage psychisch kranker Menschen könnte in den Überlegungen der Befürworter einer Tötung auf Verlangen Berücksichtigung finden, sind nicht abwegig.[183] In seinem Informationsmaterial bringt der Verein *Dignitas* sein Bedauern über die aktuelle Einstellung der Freitodbegleitung psychisch Kranker in der Schweiz zum Ausdruck.[184]

Aufgrund aller bisher gemachten Ausführungen entzieht sich der schweizerische Verein gewissermaßen selbst jegliche Berechtigung in einer mitfühlenden Gesellschaft aktiv zu sein und Annerkennung – auch von Gegnern eines begleiteten Suizids – innerhalb einer sachlichen thematischen Auseinandersetzung zu erfahren.

Die Existenz von *Dignitas* hat zwar die Intensität, aber nicht die Qualität der Debatte über Sterbehilfe erhöht. Gleichwohl mag der unsachlichen Auseinandersetzung dahingehend eine Bedeutung zugesprochen werden, dass aus ihr auch eine verstärkte gesellschaftlich und politisch seriöse Wahrnehmung der Lage todkranker Menschen resultiert.[185]

Auch wenn das Sterben und der Tod nicht im Mittelpunkt des gesellschaftlichen Lebens in Deutschland stehen, kann unter Berücksichtigung der Endlichkeit des Seins und der in letzter Konsequenz

181 Vgl. *Lehmann/Kock* (2003), S. 13 f.
182 Vgl. *Eser* (1998), S. 174.
183 Vgl. *Lehmann/Kock* (2003), S. 14.
184 Vgl. Dignitas (2006), M 14.
185 Vgl. *Denkers* (2006), S. 21.

„machtlosen" Medizin, der *Tod als Teil des Lebens* angenommen werden.[186]

3.3. Palliative Care – Ein Prinzip ganzheitlicher Versorgung

Die Problematik der aktuell bestehenden Aufgabenstellung eines möglichst „richtigen" Verhaltens und Umgehens mit todkranken Menschen liegt nicht nur in dem zuvor beschriebenen Diskurs zwischen Befürwortern und Gegnern von verschiedenen Formen der Sterbehilfe, sondern auch speziell in der Einzigartigkeit des menschlichen Lebens und Sterbens begründet. Ein sterbender Mensch, der massiven körperlichen Schmerzen und starken emotionalen Veränderungen (s. Kap. 2.4.1. f.) ausgesetzt ist, benötigt neben einer optimalen medizinischen Versorgung auch eine menschenfreundliche und hilfsbereite Begleitung, die fortdauernd ist. Dieses Kapitel beschäftigt sich mit dem Prinzip von Palliative Care, das der Palliativmedizin und der Hospizbewegung zugrunde liegt.

3.3.1. Palliativmedizin

Im Verlauf dieser Arbeit wird wiederholt auf die Forderung von Vertretern des Staates und der Kirche nach Ausbau und Förderung der Palliativmedizin hingewiesen. Aber was ist unter der Bezeichnung „Palliativmedizin" zu verstehen und welche Möglichkeiten verschafft dieser neue Zweig der Medizin einem Sterbenden? Auf diese Fragen möchte dieses Kapitel die Antworten finden, denn

186 Vgl. *Rosemeier* (2004), S. 2.

schließlich ist *Palliativmedizin* inzwischen eines der zentralen Schlagworte in der Versorgung todkranker Menschen.[187]

Hauptsächliche Bestandteile der medizinischen Profession sind die Prävention und die Heilung von Krankheiten.[188] In der Gesellschaft besitzt die Medizin ein überaus hohes Ansehen, das mit einer hohen Heilungserwartung der Menschen an die Ärzte einhergeht.[189] Sterben und Tod beschreiben aber die „absolute Grenze"[190] des endlichen Lebens. Trotz aller wissenschaftlichen Fortschritte bleibt der Tod als Ende des Daseins gewiss.[191] Die Medizin ist nicht der „Retter", der die Menschen vor Sterben und Tod bewahrt oder gar unendliches und beschwerdefreies Leben bringt. Im Umgang mit Sterbenden unterliegt die Medizin bzw. die Ausrichtung der Medizin einer Schwerpunktverlagerung. Die kurative Medizin tritt in den Hintergrund und macht einer anders gearteten Ausrichtung von Medizin, die sich auf Leid lindernde Maßnahmen beschränken muss, den Weg frei.

In diesem Kontext muss sich die Sichtweise über die Ziele und Aufgaben der Medizin insgesamt ändern. Eine Krankheit nicht heilen zu können und eine medizinische Therapie nur auf schmerzlindernde Maßnahmen beschränken zu müssen, werden als Unvermögen der kurativen Medizin wahrgenommen.[192]

Die *Palliativmedizin* beinhaltet aber primär die eben genannten Aufgabenbereiche. Dabei stellen die Bewahrung und – wenn möglich – auch die Verbesserung der Lebensqualität maßgebliche Ziele der Behandlung und Begleitung durch Arzt und Pflegepersonal dar.[193]

---

187 Vgl. *Clemens/Klaschik* (2006), S. 25.
188 Vgl. *Drosdowski* (1990), S. 42.
189 Vgl. *Lutterotti* (1999), S. 32 f.
190 *Mennemann* (1998), S. 109.
191 Vgl. *Mennemann* (1998), S. 108 f.
192 Vgl. *Holderegger* (1999), S. 125.
193 Vgl. *Radbruch/Zech* (1998), S. 54.

Neben einer verbesserten Lebensqualität ist der Verzicht auf sehr aufwendige und für die betroffenen Menschen mitunter überaus anstrengende Untersuchungen ein weiterer Vorteil der *Palliativmedizin.*[194] Eine ausdifferenzierte Diagnose ändert an dem weiteren Verlauf des Sterbens nichts mehr, sie stellt im Gegenteil wegen der Untersuchung eher eine Belastung für den Patienten dar.

„Pallium" ist das lateinische Wort für Mantel, der sinnbildlich dem Sterbenden zum Schutz umgelegt ist, ihn umhüllt und ihn in seiner Not nicht alleine lässt.[195] Die *Palliativmedizin* umfasst dabei nicht nur die medizinische und pflegerische Betreuung an einem geeigneten Ort, auch psychische, soziale und spirituelle Bedürfnisse sind mit eingeschlossen.[196]

Dem Ort des Sterbens kommt eine wesentliche Bedeutung zu, weil der todkranke Mensch an einem ungeeigneten Ort nicht die notwendige Ruhe zum Sterben finden kann. Der Betroffene braucht einen Platz, der ihm Sicherheit gibt.[197] Das Krankenhaus bietet in seiner bisherigen Gestaltung auf gar keinen Fall einen würdigen Ort zum Sterben. In einigen Krankenhäusern mussten Menschen ihr Sterben allein und verlassen in einem gekachelten Bad oder einem Abstellzimmer durchstehen, weil die räumliche Situation der Krankenhäuser dies nicht anders zuließ.[198] Aufgrund dieser inhumanen Verhältnisse und oben beschriebener Gründe entstand im Jahr 1983 die erste deutsche Palliativstation in Köln.[199]

Trotz der Entstehung weiterer Stützpunkte für *Palliativmedizin* in den letzten Jahren ist der Bedarf an Palliativ- und Hospizbetten

---

194 Vgl. *Schulte* (29.05.2006).
195 Vgl. *Radbruch/Zech* (1998), S. 53.
196 Vgl. *Clemens/Klaschik* (2006), S. 25.
197 Vgl. *Mennemann* (1998), S. 42.
198 Vgl. *Niethammer* (1998), S. 136.
199 Vgl. *Clemens/Klaschik* (2006), S. 26.

bei weitem nicht gedeckt. In Niedersachsen gab es im Jahre 2005 etwa 130 derartige Plätze. Laut WHO wären für dieses Jahr aber rund 400 Plätze nötig gewesen.[200] Aus diesem Grund ist Deutschland unter anderem als ein Entwicklungsland im Hinblick auf die aktuelle Versorgung durch Palliativmedizin zu betrachten.[201]

Einerseits ergibt sich hieraus für alle Beteiligten die einzigartige Gelegenheit, die von Kübler-Ross auch als eine „herrliche Aufgabe“[202] bezeichnet wurde, an dem weiteren Aufbau einer rundum guten Versorgung Sterbender beteiligt zu sein. Andererseits kann dieser gegenwärtige Mangel im Bereich der *Palliativmedizin* im Einzelfall eine optimale Versorgung nicht mit aller Sicherheit gewährleisten.

Die *Palliativmedizin* hat einen legitimen Platz innerhalb der Betreuung von todkranken und sterbenden Menschen. Der Präsident der Bundesärztekammer erwähnt die immense Bedeutung von *Palliativmedizin*, die in den Vordergrund zu treten hat, wenn Diagnostik und Therapie nicht mehr angebracht sind.[203]
Ein Therapieverzicht, also der ganz bewusste Verzicht oder Abbruch lebensnotwendiger medizinischer Maßnahmen in der Behandlung und Pflege eines sterbenden Patienten, kann Bestandteil von *Palliativmedizin* sein.[204]

Palliativmedizin ist nicht an ein Krankenhaus oder eine Pflegeeinrichtung gebunden. Die Betroffenen können in ihrer eigenen Wohnung, in völlig vertrauter und Sicherheit spendender Umgebung, versorgt werden.[205] Das ist ein angemessener Ort.

---

200 Vgl. *Schulte* (2006 a-b).
201 Vgl. *Stempin* (2006), S. 78.
202 *Kübler-Ross* (1999), S. 10.
203 Vgl. *Klinkhammer* (2005 a), A 1327.
204 Vgl. *Willenbrink* (2006), S. 33.
205 Vgl. *Nauck/Klaschik* (1999), S. 81.

Eine funktionierende Schmerztherapie und die Möglichkeit einer nachdrücklichen und eindringlichen Auseinadersetzung mit dem eigenen Sterben können zu einer Annahme des Todes durch den Betroffenen führen.

Eine optimale palliativmedizinische Versorgung lässt den Wunsch nach einer Tötung auf Verlangen verschwinden.[206]

Der Wunsch und das Begehren nach Formen *aktiver Sterbehilfe* oder einem *begleiteten Suizid* stellen keine wirkliche Alternative mehr dar.

3.3.2. Der Hospizgedanke

Das Sterben und der Tod betreffen ausnahmslos jeden Menschen. Niemand kann sich dieser einzigen Gewissheit des menschlichen Lebens entziehen. Zunächst erlebt man Verlust und Trauer als Angehöriger, später als Betroffener selbst.[207] Einer unverkennbaren gesellschaftlichen Tabuisierung dieser Thematik steht das sichere Wissen um die eigene Vergänglichkeit in paradoxer Weise gegenüber. Die gesellschaftliche Ohnmacht und ein menschenunfreundlicher Umgang mit sterbenden Menschen bilden den Ausgangspunkt einer gesellschaftlichen Reformbewegung, die heute Hospizbewegung genannt wird.[208] Der lateinische Begriff „Hospitium" bedeutet übersetzt Herberge.[209]

Im Rahmen der historischen Entstehung und Entwicklung der Hospizarbeit lässt sich die Bezeichnung „Hospiz" erstmals in England wiederfinden. Die Engländerin Saunders gründete im

---

206 Vgl. *Denkers* (2006), S. 17.
207 Vgl. *Student* (2004), S. 47.
208 Vgl. *Stempin* (2006), S. 74.
209 Vgl. *Graf* (2004), S. 17.

Jahre 1967 das „St. Christopher's Hospice“, das den Bedürfnissen von Sterbenden und ihren Angehörigen gerecht werden sollte. Ihr Motiv war der Verlust eines liebgewonnenen Mannes.[210]

Bei Saunders findet die Hospizbewegung einen wichtigen weltanschaulichen Ursprung, der aber nachfolgend nicht weiter thematisiert werden kann. Der Umfang und die Ausgangsfragestellung dieser Arbeit erlauben eine solche Vorgehensweise nicht. In erster Linie sind die Bedeutung und die hieraus resultierenden Absichten und Ziele der Hospizarbeit für den Betroffenen wichtig.

Im Mittelpunkt der Anstrengungen und Bestrebungen steht der sterbende Mensch. Er repräsentiert die wichtigste Zielgruppe.[211] Der Mensch, der durch die Verdrängung und Tabuisierung des Todes bisher in seiner Zwangslage beträchtlich isoliert war, erfährt eine bedeutende Wertschätzung, die ihn mitten in das gesellschaftliche Leben und die ihm wohlbekannte Gemeinschaft zurückholt.[212] Dabei übernimmt die Soziale Arbeit eine beachtliche Rolle. Sie kann entlastend auf die Anspannung aller Beteiligten wirken, wenn sie einen Ausgangspunkt für den wirklichen Austausch emotional bedrückender Gefühle bildet.[213] Ergebnis einer sachlichen und unbelasteten Verständigung über das Sterben und die begrenzte Existenz des menschlichen Seins ist eine Enttabuisierung des Todes an sich.

Derartige Veränderungen will die Hospizbewegung herbeiführen, um auf diese Art und Weise eine neue Kultur der Wahrnehmung von Sterben und Leben und im Umgang damit zu begünstigen.[214] An dieser Stelle ist an das unmenschliche Sterben-Müssen in einigen deutschen Krankenhäusern als mahnendes Beispiel für den Inbegriff eines gescheiterten Umgangs mit Sterben und Tod zu

210 Vgl. *Student* (1999), S. 21.
211 Vgl. *Student* (2004), S. 47.
212 Vgl. *Graf* (2004), S. 17.
213 Vgl. *Busche/Strege* (1999), S. 130.
214 Vgl. *Graf* (2004), S. 17.

erinnern. Ein gekacheltes Badezimmer oder ein Abstellraum waren die letzten Aufenthaltsorte alleingelassener Menschen vor ihrem Tod (Kap. 3.3.1.). Ein derartig schlimmer Zustand ist gegenwärtig immer noch nicht völlig auszuschließen.[215]

Um ein menschenwürdiges Sterben zu verwirklichen, sind für die hospizliche Arbeit vier Bereiche wesentlich. Die Palliativmedizin gilt als eine der vier Säulen. Körperliche Leiden sollen auf ein mögliches Mindestmaß reduziert werden.[216] In über 90% aller Fälle ist aufgrund einer entsprechenden palliativmedizinischen Intervention ein Sterben ohne Schmerzen möglich.[217] Für den Betroffenen ist hiermit nicht nur die positive Aussicht auf eine letzte Lebensphase ohne beeinträchtigendes körperliches Leid nennenswert, sondern auch die „Ultima Ratio" eines begleiteten Suizids (s. Kap. 3.2.1.) oder das Verlangen nach direkter aktiver Sterbehilfe treten mehr und mehr in den Hintergrund.

„Hospize sind die Antwort auf den Ruf nach aktiver Sterbehilfe – eine andere Schlussfolgerung kann am Ende nicht gezogen werden."[218]

Neben der Palliativmedizin bilden die *psychosoziale Begleitung*, *spiritueller Beistand* und die *Verbesserung der Lebensqualität* die anderen drei Säulen einer ganzheitlichen Sterbebegleitung.[219] Die vier Säulen unterliegen keiner Hierarchie. Vielmehr stellen sie für todkranke Menschen und Angehörige ein Hilfeangebot dar. Dabei geht es in erster Linie darum, dem Betroffenen zu einem Sterben im eigenen häuslichen Umfeld oder einem anderen dafür beson-

---

215 Vgl. *Niethammer* (1998), S. 139.
216 Vgl. *Graf* (2004), S. 18.
217 Vgl. *Student* (1999), S. 52.
218 *Stempin* (2006), S. 81.
219 Vgl. *Graf* (2004), S. 17 f.

ders geeigneten Ort zu verhelfen.[220] Hospizarbeit begleitet Menschen in einer unendlich schwierigen Situation, sie gibt aber – und das ist überaus wichtig – keinen Weg oder keine Richtung vor.

Der Palliativmediziner Student, der als Protagonist der deutschen Hospizbewegung gilt, macht für die Entstehung dieser „Bürgerbewegung“[221] den Mut einiger Menschen, auf das Thema Sterben zuzugehen, als den entscheidenden Inhalt aus.[222]

Student bezieht sich mit seiner Äußerung nicht nur auf die Initiatoren dieser Bewegung, er will auch auf die Vielzahl freiwilliger Helfer aufmerksam machen. Das ehrenamtliche Engagement, das gewissermaßen einer Tabuisierung des Todes entgegenarbeitet, ist für den Hospizgedanken wesentlich. Angebotene Authentizität und Offenheit seitens der Helfer können Ausgangspunkt für eine entlastende Kommunikation zwischen allen Beteiligten in dieser letzten Phase des Lebens sein.

Fehlt dem Betroffenen nicht der Wille sich mit Sterben und Tod intensiv zu befassen, kann die Hospizarbeit als begleitendes Hilfeangebot nützlich sein. Im gegenteiligen Fall stößt sie aber an ihre Grenze.[223] Folglich muss ein sterbender Mensch für sich selbst die Entscheidung treffen, ob er Unterstützung in dieser Form annehmen will oder nicht.

Der Hospizgedanke stellt dem menschlichen Leben in keiner Phase seines Bestehens Sinn oder Würde in Abrede, sondern betont auf eine besondere Art dessen schützenswerte Einmaligkeit.[224] Diese Grundeinstellung unterscheidet sich vollständig von den Auffassungen des schweizerischen Vereins Dignitas. Ein beglei-

220 Vgl. *Student* (2004), S. 15.
221 *Graf* (2004), S. 18.
222 Vgl. *Uhling/Wolf* (2006), S. 28.
223 Vgl. *Graf* (2004), S. 18.
224 Vgl. *Student* (2004), S. 15.

teter Suizid als Offerte für sterbenskranke Menschen spricht dem Leben jeglichen Sinn und Würde ab.

3.3.3. Palliative Care

Kennzeichnend für die Palliativ- und Hospizarbeit ist die Zusammenarbeit unterschiedlicher Berufsgruppen aus dem Sozial- und Gesundheitswesen. In der Praxis wird damit das Ziel einer optimalen Versorgung der Betroffenen verfolgt.[225] Sozialarbeiter sind als ein Teil dieser interdisziplinären Teamarbeit nicht mehr wegzudenken.[226] Sie arbeiten in der alltäglichen Praxis mit Palliativärzten, Krankenpflegern und Diakonen eng zusammen. In diesem Kontext verweist Horlemann auf die englische Ärztin Saunders, die nicht nur danach verlangt, die körperlichen Beschwerden eines todkranken Menschen zu beachten, sondern daneben auch spirituelle, soziale, emotionale und kommunikative Bedürfnisse und Anliegen wahrzunehmen.[227]
Hospizarbeit und Palliativmedizin haben ein gemeinsames Ziel: Den Erhalt und - wenn möglich - die Verbesserung der Lebensqualität eines Sterbenden. Trotz oder gerade wegen einer unterschiedlichen Schwerpunktbildung müssen die palliativmedizinische und die hospizliche Arbeit einander helfen, um ein Optimum in der Versorgung kranker und sterbender Menschen zu erreichen. Diese Art der kooperativen Beziehung zwischen der Hospizarbeit und der Palliativmedizin wird *Palliative Care* genannt.

---

225 Vgl. *Schneider* (2001), S. 82 ff.
226 Vgl. *Student* (2004), S. 41.
227 Vgl. *Horlemann* (2002), S. 4.

4. Perspektiven und Grenzen der Sterbebegleitung

4.1. Deutschland im 21. Jahrhundert

Der bisherige Verlauf der Arbeit macht die Ablehnung der direkten aktiven Sterbehilfe durch wichtige Vertreter aus Politik und Medizin deutlich. Stellvertretend für die deutsche Ärzteschaft lehnt die Bundesärztekammer das aktive Zutun eines Arztes beim Vorgang der direkten aktiven Sterbehilfe ausdrücklich ab.[228] Auf politischer Ebene spricht sich die Bundesministerin von der Leyen vehement gegen die direkte aktive Sterbehilfe aus. Sie betont in diesem Zusammenhang die Wichtigkeit einer humanen, allumfassenden und schmerzlindernden Sterbebegleitung.[229]

Das Kapitel 4.1.1. greift die politische Dimension von Sterben und Tod auf. Es wird dabei bewusst nicht nur die nationale, sondern auch die europäische Situation berücksichtigt. Da die europäische Staatengemeinschaft speziell auch auf der rechtlichen Ebene immer mehr zusammenwächst, darf diese Sichtweise nicht ausgeklammert werden.

Im Anschluss befasst sich das Kapitel 4.1.2. mit der inhaltlichen Ausrichtung klinischer Ethik-Komitees, wie es beispielsweise eines in der MHH gibt.

4.1.1. Standpunkte der Politik

Die klar verneinende Haltung der amtierenden Bundesregierung gegenüber der direkten aktiven Sterbehilfe wird nicht nur durch die Aussagen und Stellungnahmen der CDU-Politikerin und Bundesministerin für Familie, Senioren, Frauen und Jugend, von der

---

228 Vgl. *Klinkhammer* (2006), S. A 1526.
229 Vgl. *Altwig/Morchner* (2005 a).

Leyen, sondern auch durch öffentliche Äußerungen ihrer Kabinettskollegin, der SPD-Politikerin und Gesundheitsministerin Schmidt, deutlich. Schmidt erteilt der aktiven Sterbehilfe eine klare Absage.[230] Bedeutende Vertreter der beiden größten deutschen Parteien lehnen die aktive Sterbehilfe als mögliche Handlungsform im Umgang mit Sterben und Tod strikt ab. Setzt man voraus, dass die Ansichten von Schmidt und von der Leyen auf eine breite Zustimmung bei den CDU- und SPD-Mitgliedern und deren Anhängern stoßen, dann ist eine Legalisierung der direkten aktiven Sterbehilfe in der näheren Zukunft nicht zu erwarten. Da das Strafgesetzbuch eine Tötung auf Verlangen ausdrücklich untersagt (s. Einleitung), müsste der § 216 des StGB zuerst geändert werden, um die direkte aktive Sterbehilfe – wie es z.B. der schweizerische Verein Dignitas anstrebt (s. Kap. 3.2.1. f.) – in Deutschland tatsächlich zu legalisieren. Aufgrund der zuvor beschriebenen aktuellen politischen Konstellation fehlt hierfür aber ganz offenkundig eine politische Mehrheit.

Aus Sicht der CDU-regierten Bundesländer Thüringen, Hessen und Saarland darf eine kommerzielle Vermittlung von Angeboten der Selbsttötung, wie sie beispielsweise durch den Verein Dignitas praktiziert wird, nicht ohne Strafe bleiben.[231] Die Debatte um die aktive Sterbehilfe besitzt demzufolge einen nicht zu unterschätzenden politischen Charakter. Betroffene und Angehörige können es nicht vermeiden, sich auch mit dieser politische Dimension von Sterben und Tod zu befassen.

Beachtet man in diesem Kontext die zunehmende Synchronisierung der europäischen Gerichtsbarkeit durch die europäische Staatengemeinschaft, ergibt sich hieraus eine weitere Problematik im Umgang mit Sterben und Tod. Neben den Niederlanden ist auch in Belgien die aktive Sterbehilfe unter bestimmten Bedin-

---

230 Vgl. *Klinkhammer* (2006), S. A 1327.
231 Vgl. *Rieser* (2006), S. A 969.

gungen nicht unter Strafe gestellt.[232] Belgien ist nach den Niederlanden weltweit das zweite Land, das im Jahre 2002 durch ein Gesetz die Beendigung menschlichen Lebens auf Verlangen legalisiert hat.[233] Wenn zwei Mitgliedsstaaten der EU und des Europarates differierende rechtliche Bestimmungen im Vergleich zu allen anderen Mitgliedern aufweisen, widerspricht dies der Zielsetzung dieser politischen Organisationen. Ein formuliertes Ziel des Europarates ist die Harmonisierung der sozialen und rechtlichen Praktiken der Mitgliedsstaaten.[234] Im Bereich der direkten aktiven Sterbehilfe zeichnet sich bis zum jetzigen Zeitpunkt unter den europäischen Staaten noch keinerlei Einvernehmen über eine einheitliche gesetzliche Vorgehensweise ab. Es gibt auf europäischer Ebene Bestrebungen der schweizerischen Liberalen, die aktive Sterbehilfe unter bestimmten Bedingungen und Voraussetzungen nicht unter Strafe zu stellen.[235]

Gegen die direkte aktive Sterbehilfe gibt es aber nicht nur politischen Widerstand, sondern auch ein deutlich ablehnendes Votum des CPME. CPME akzeptiert die Bestrebungen der schweizerischen Liberalen nicht und lehnt diese zudem als ethisch nicht vertretbar ab.[236]

Die Auseinandersetzung über eine mögliche Legalisierung oder ein generelles Verbot der direkten aktiven Sterbehilfe haben sich inzwischen auch auf die europäische Ebene ausgedehnt. Im Rahmen dieser Untersuchung ist auf diesen politischen Aspekt hinzuweisen, da nicht völlig auszuschließen ist, dass diese Entwicklung in Zukunft den Sterbeprozess und den Tod eines Europäers unmittelbar beeinflussen könnte.

---

232 Vgl. *Spielberg* (2005), A 28.
233 Vgl. *Simon* (2006), S. 120.
234 Vgl. Europarat (2006).
235 Vgl. *Spielberg* (2005), A 28.
236 Vgl. ebd.

Allerdings glauben die Befürworter einer Legalisierung direkter aktiver Sterbehilfe nicht an ein einheitliches Modell der direkten aktiven Sterbehilfe in Europa, da die nationalen, kulturellen, ethischen und religiösen Spezifika der europäischen Staaten zu unterschiedlich sind.[237]

4.1.2. Ethikberatung in der MHH

Die aktive Sterbehilfe und der Umgang mit schwerstkranken und sterbenden Menschen betrifft häufig die Ärzte und das Personal in Krankenhäusern. Über 50% der Menschen sterben in der heutigen Zeit in einem Krankenhaus (s. Einleitung). Überproportional oft haben es die Mediziner und das Pflegepersonal mit sehr alten Menschen zu tun, die an den Folgen einer bösartigen Gewebeneubildung, einer Krankheit des Kreislaufsystems oder dem Vorhandensein mehrerer Erkrankungen (Stichwort: Multimorbidität) sterben (s. Kap. 2.3.2. f.). Im Rahmen der Behandlung und Pflege todkranker Menschen tauchen immer wieder Fragen auf, die nicht ohne weiteres aufgrund gesetzlicher Bestimmungen zu klären sind. Die verschiedenen Formen der aktiven und passiven Sterbehilfe lassen sich in der beruflichen Praxis nicht gänzlich voneinander trennen und können sich sogar überschneiden (s. Kap. 2.1.1. ff.). Im Einzellfall muss jeder behandelnde Arzt seine medizinischen Eingriffe bei der Versorgung eines todkranken und sterbenden Patienten genau überdenken, damit ihm hieraus juristisch kein Fehlverhalten angelastet werden kann. In den USA schöpfen die Ärzte alle medizinischen Mittel der Lebensverlängerung auch dann aus, wenn sie aus fachlicher Sicht nicht mehr indiziert sind, weil die Ärzte große Sorge vor einer anschließenden Klage haben.[238]

---

237 Vgl. *Spielberg* (2005), A 28.
238 Vgl. *Holderegger* (1999), S. 124.

Bestehen seitens des Betroffenen, seiner Angehörigen, der zuständigen Ärzte oder des Pflegepersonals ethische Zweifel an der „Richtigkeit“ einer das Leben verkürzenden oder verlängernden medizinischen Maßnahme, entsteht hieraus ein Konflikt.

Der Konflikt gründet sich dabei auf eine ethisch-moralische Auseinandersetzung mit dem Thema von Sterben und Tod. Wenn ein Mensch nur noch durch den Einsatz moderner Medizintechnik am Leben gehalten werden kann und der Tod auf diese Art und Weise für einen gewissen Zeitraum hinausgezögert wird, dann stellt sich zwangsläufig die Frage nach dem konkreten Sinn dieser Maßnahme. Der dauernde medizinische Fortschritt führt zu immer komplexer werdenden Entscheidungsgrundlagen.[239] Dabei resultiert aus der Existenz alternativer Handlungsmöglichkeiten unter Umständen eine Kontroverse, deren Inhalte nicht ausschließlich durch gesetzliche Regelungen und Bestimmungen zu klären sind, sondern die nach einer Lösung auf einer ganz anderen, einer ethisch-moralischen Ebene verlangen. Die wissenschaftliche Forschung mit embryonalen Stammzellen, Präimplantationsdiagnostik und Sterbehilfe sind im medizinischen Bereich zum Beispiel einige Themen, die eine ernsthafte und sittliche Auseinandersetzung zwingend erforderlich machen. Das Motiv, sich intensiv mit Fragen zu diesen Themen zu befassen, findet seine Begründung in der Lebendigkeit des Seins. Alle Fragen, die sich mit dem Leben beschäftigen, gehen in letzter Konsequenz auch jeden Menschen an.

Die Medizin hat die Pflicht erkannt sich mit ethisch-moralischen Problemlagen, die sich aus der täglichen Arbeit ergeben, auseinandersetzen zu müssen. Es gibt hierfür eigens den Bereich der medizinischen Ethik.

Auch die Krankenhäuser nehmen sich dieser Thematik an. Die MHH verfügt seit dem Jahr 2000 über ein Klinisches Ethik-Ko-

239 Vgl. *Wagner* (2004), S. 83.

mitee.[240] Inwieweit verändert sich die Situation eines todkranken Menschen und seiner Angehörigen durch die Entstehung und Existenz eines derartigen Ethik-Komitees? Um diese Frage beantworten zu können hilft ein Blick in die Satzung und die Geschäftsordnung des KEK der MHH.[241]

Einleitend ist eine inhaltliche Verwechslung zwischen der Ethikkommission und dem klinischen Ethikkomitee auszuschließen. Während eine Ethikkommission sich in ihrer Stellungnahme auf Forschungsvorhaben am Menschen bezieht, behandelt ein klinisches Ethikkomitee eine ethisch-moralische Fragestellung, die sich aus der alltäglichen Pflege und medizinischen Behandlung eines Patienten ergibt.[242] Das Aufgabenspektrum des KEK betrifft somit auch die Situation todkranker Menschen, die sich zur Behandlung in der MHH aufhalten. Klinische Ethikkomitees entstanden in Deutschland erst zu Beginn der 1990er Jahre und damit zwei Jahrzehnte später als in den USA.[243] Die Verzögerung in der Entstehung und Entwicklung klinischer Ethikkomitees im Vergleich zu den USA sollte durchaus kritisch hinterfragt werden. Die Einbeziehung der „Death Education" in den Unterricht der staatlichen Schulen in den USA wurde bereits als Beispiel einer anderen Umgehensweise mit Sterben und Tod in den USA genannt (s. Kap. 3.1.2.). Diese in Deutschland verzögerte Entwicklung macht in vielerlei Hinsicht Versäumnisse im Umgang mit einer diffizilen Problemstellung deutlich, indes bietet sich hieraus auch die Möglichkeit für deutsche Krankenhäuser und Institutionen aus dem Vorgehen anderer Länder zu lernen.

---

240 Vgl. KEK (2006), M 15 f.

241 Satzung und Geschäftsordnung des KEK lassen sich im Anhang dieser Arbeit unter der Bezeichnung M 15 – M 22 wiederfinden. Die Materialien für die Anfertigung dieser Arbeit sind freundlicherweise durch den Vorsitzenden des KEK, Dr. Neitzke, zur Verfügung gestellt worden.

242 ZEKO (2006), S. A 1703.

243 Ebd.

Die MHH beschloss im Jahr 2000 die Einrichtung eines klinischen Ethik-Komitees. In der Präambel zu seiner Satzung legt das KEK der MHH die Zielsetzungen seiner Arbeit fest. Demzufolge sollen sich die Arbeit und die Existenz des KEK insgesamt positiv auf den Arbeitsalltag der MHH auswirken. Der Umgang und das Miteinander der Patienten, der Angehörigen, der Ärzte und aller übrigen Angestellten soll durch gelebte Werte geprägt werden. Als moralische Werte führt das KEK Verantwortung, Rücksicht, Respekt, Mitgefühl, Selbstbestimmungsrecht und Vertrauen an.[244] Die Umgestaltungen, die durch das KEK angestrebt werden, benennt die ZEKO als die „Weiterentwicklung von Kommunikation, Identität und Kultur in einem Krankenhaus".[245]

Ein todkranker Mensch kann auf Grundlage der Absichten und Zielsetzungen des KEK eine veränderte Berücksichtigung seiner individuellen Bedürfnisse und Wünsche durch den behandelnden Arzt, das Pflegepersonal und – wenn dies nicht sowieso schon der Fall ist – auch durch seine Angehörigen erwarten. In der Praxis ist es für den Patienten, seine Angehörigen, den behandelnden Arzt oder das Pflegepersonal möglich, das KEK in die Behandlung zu involvieren, wenn eine Problematik auftritt. Das KEK, das aus 20 Mitgliedern besteht (mindestens 3 Mitglieder dürfen nicht der MHH angehören), ist unabhängig und stellt in seiner Funktion ein Forum für die Lösung äußerst schwerer und kontroverser Entscheidungslagen dar.[246]

Die Frage nach der Beendigung lebenserhaltender Maßnahmen ist ein Thema, das Inhalt der Arbeit des KEK ist und dementsprechend auch alle diejenigen Menschen betrifft, die mit Sterben und Tod zu tun haben. Die Interaktion der beteiligten Personen (Patient, Arzt, Angehörige und Pflegepersonal) untereinander und die

244 Vgl. KEK (2006), M 15.
245 ZEKO (2006), S. A 1704.
246 Vgl. KEK (2006), M 16.

Mithilfe des KEK setzt jedoch die Bereitschaft zur bewussten Mitarbeit bei der Lösung der Problemkonstellation aus zwei Gründen voraus:

- Das Beratungsangebot des KEK beruht auf dem Prinzip der Freiwilligkeit.[247]
- Interaktion fordert von allen Beteiligten Aktion und Reaktion, ansonsten scheitert sie.

Das Pflegepersonal und die Ärzte sehen zum Teil durch die Einführung eines ethischen Komitees ihre Kompetenz bei der „richtigen" Behandlung kranker Menschen in Frage gestellt.[248] Diese Annahme ist aber nicht richtig, da das KEK die Entscheidungsbefugnis der Ärzte und des Pflegepersonals zu keinem Zeitpunkt wirklich in Frage stellt.[249] Der behandelnde Arzt erfährt durch eine ethische Fallbesprechung – im Gegensatz zur der eben benannten und artikulierten Befürchtung der Ärzteschaft – eine stärkere Rückendeckung für seine Arbeit am Patienten.[250]

Durch den fortwährenden Gedankenaustausch aller beteiligten Personengruppen entsteht eine Prozessberatung, deren Fortkommen und Gelingen durch das KEK unterstützt, aber nicht gesteuert wird.[251]

Die Entstehung und Einrichtung von Ethikkomitees in vielen deutschen Kliniken ist für alle Betroffenen ein positives Signal. Eine ethisch-moralische Auseinandersetzung mit den komplexen Problemstellungen und Herausforderungen, die das Lebensende mit

---

247 Vgl. ZEKO (2006), S. A 1706.
248 Vgl. ZEKO (2006), S. A 1705.
249 Vgl. ZEKO (2006), S. A 1703.
250 Vgl. *Steinkamp/Gordijn* (2003), S. 45.
251 Vgl. KEK (2006), M 20 f.

sich bringt, kann einen wichtigen Beitrag zur Enttabuisierung des Todes leisten.

Allerdings schadet es dem Ansehen der Humanmedizin, wenn einige Kliniken nur aus Gründen der besseren Außendarstellung und Reputation ein klinisches Ethikkomitee einrichten. Nach Angaben der ZEKO gibt es Krankenhäuser, die nach diesem Prinzip verfahren.[252]

4.2. Sterbehilfe in den Niederlanden

Der Umgang mit Sterbehilfe unterscheidet sich im europäischen Vergleich zum Teil erheblich von der Situation in Deutschland (s. Kap. 4.1.1.). Im Rahmen dieser Arbeit wurde wiederholt auf die legale Form der Euthanasie in den Niederlanden hingewiesen.

Die Befürworter und Gegner einer direkten aktiven Sterbehilfe diskutieren kontrovers über etwaige Vorbildfunktionen, die sich aufgrund der niederländische Euthanasiepraxis (möglicherweise) für die Konstellation in Deutschland ableiten lassen. In den folgenden Kapiteln 4.2.1. und 4.2.2. wird das niederländische Modell kurz vorgestellt und begutachtet. Es wird dabei berücksichtigt, welche Vor- und Nachteile – wenn in dem Zusammenhang von Sterbehilfe überhaupt von einem Vor- oder Nachteil gesprochen werden darf – sich aus der straffreien Euthanasie für die Notlage eines todkranken Menschen ergeben.

4.2.1. Die Euthanasiepraxis in den Niederlanden

Seit dem Frühjahr 2002 (s. Einleitung) ist die aktive Sterbehilfe in den Niederlanden nicht mehr unter Strafe gestellt, wenn der zuständige Arzt entsprechende und gesetzlich vorgeschriebene Sorg-

---

252 Vgl. ZEKO (2006), S. A 1705.

faltskriterien einhält.[253] Die Niederlande sind auf der ganzen Welt das erste Land, das eine solche fundamentale Regelung getroffen hat. In Belgien gilt seit 2002 eine ähnliche Regelung (s. Kap. 4.1.1.). Allerdings muss ein belgischer Arzt – im Gegensatz zu seinem holländischen Kollegen – dem sterbewilligen Patienten auch die Möglichkeiten der Palliativmedizin nahebringen und mit dessen Angehörigen über den Wunsch nach aktiver Sterbehilfe sprechen.[254] Die Beachtung der Palliativmedizin ist ein beständiger Appell der Gegner der aktiven Sterbehilfe, um dem präsenten Leid eine tatsächliche und passende Alternative entgegenzustellen.[255] Die Darstellung zu Belgien zeigt, dass die Niederlande offensichtlich eine besondere Betonung der Palliativmedizin in ihrem Gesetzgebungsverfahren zur Euthanasie gar nicht berücksichtigt haben. Wenn die Möglichkeiten der Palliativmedizin, das Leid sterbender Menschen zu minimieren, gar nicht in Betracht gezogen werden (s. Kap. 3.3.1.), dann ist ein solche Vernachlässigung seitens des niederländischen Staates nicht nachzuvollziehen.

Im Jahre 2003 starben nach amtlichen Angaben 1.815 Menschen in den Niederlanden durch die aktive Sterbehilfe.[256] Wie genau funktioniert diese Art der Sterbehilfe?

Der Ablauf der Euthanasie in den Niederlanden ist gesetzlich vorgeschrieben. Nachdem ein Patient sein Anliegen nach Verwirklichung der Euthanasie geäußert hat, soll der Arzt diesen Wunsch anhand bestimmter Kriterien überprüfen. Es muss für den Arzt klar ersichtlich sein, dass der Patient die Entscheidung aus eigenem Antrieb und aufgrund sorgfältiger Überlegungen getroffen hat.[257]

---

253 Vgl. *Simon* (2006), S. 114.
254 Vgl. *Simon* (2006), S. 120.
255 Vgl. *Willenbrink* (2006), S. 39.
256 Vgl. *Klinkhammer* (2004), S. A 2360.
257 Vgl. *Simon* (2006), S. 114.

Liegen der Entscheidung aus dem Leben zu scheiden unter Umständen körperliche und psychische Schmerzen zugrunde, dann handelt es sich bei dem artikulierten Wunsch nach aktiver Sterbehilfe womöglich um eine weitgehend unüberlegte und überhastete Handlung (s. Kap. 2.4.2.). Wenn über die Anwendung der aktiven Sterbehilfe diskutiert wird, dürfen die Auswirkungen der Schmerzen auf die Entscheidungsfindung der Betroffenen nicht unberücksichtigt bleiben.

Die Einhaltung der verbindlichen Sorgfaltskriterien ist in jedem Einzelfall durch einen zweiten, unabhängigen Mediziner zu bestätigen. Beide Ärzte verständigen im Anschluss eine der fünf sogenannten Kontrollkommissionen, die die Einhaltung der Kriterien bei jedem gemeldeten Fall von Euthanasie kontrolliert. Außerdem informiert der handelnde Arzt den zuständigen Leichenbeschauer über den „unnatürlichen Tod“ und erstellt einen ausführlichen schriftlichen Bericht. Der Leichenbeschauer schickt einen eigenen Bericht an die Staatsanwaltschaft, die den Leichnam zur Bestattung freigeben muss.[258]

Die Durchführung der Euthanasie ist mit einem überaus hohen bürokratischen Aufwand verbunden. In der Fachliteratur wird auch von der „ 'Meldeprozedur-Euthanasie' “[259] gesprochen. Diese Bezeichnung Gordjins stammt aus dem Jahr 1998. Zu dieser Zeit wurde die Euthanasiepraxis in den Niederlanden zwar geduldet, sie war allerdings noch nicht durch ein Gesetz geregelt. Der bürokratische Aufwand ist indes gleich.

Im anschließenden Kapitel ist diese „Problematik“ des immensen formalen Aufwandes berücksichtigt. An dieser Stelle soll die Darstellung über den Ablauf der Euthanasie in den Niederlanden mit einem Blick auf mögliche strafrechtliche Konsequenzen, die sich für den behandelnden Arzt aufgrund der Herbeiführung eines

---

258 Vgl. *Simon* (2006), S. 114 ff.
259 *Gordijn* (1998), S. 9.

„nicht natürlichen" Todes ergeben, beendet werden. Wann droht dem Arzt eine strafrechtliche Verfolgung seitens der Staatsanwaltschaft? Eine klare Antwort auf diese Fragestellung kann es nicht geben, da jeder Einzellfall unabhängig und sorgfältig zu prüfen ist.

Entscheidend ist das Votum der bereits erwähnten Kontrollkommissionen, die sich aus einer ungeraden Anzahl von Mitgliedern konstituiert. Diesem Kontrollgremium müssen in jedem Fall ein Mediziner, ein Jurist (als Vorsitzender) und ein Ethiker angehören. Wenn dem behandelnden Arzt eine Missachtung der gültigen Sorgfaltskriterien durch die Kontrollkommission vorgeworfen wird, dann leitet die Kommission den Fall direkt an die Staatsanwaltschaft und die regionale Gesundheitsbehörde weiter.[260]

4.2.2. Vor- und Nachteile des niederländischen Systems

Die Legalisierung der aktiven Sterbehilfe ist das Resultat einer spezifischen Gestaltung des sozialen, politischen und gesellschaftlichen Lebens in den Niederlanden. Kernpunkt dieser Gestaltung ist ein konsensorientierter Ansatz, der als „Poldermodell" bezeichnet wird.[261] Demzufolge muss ein gesellschaftliches Verlangen nach einer Neuregelung der gesetzlichen Regelung von Sterbehilfe vorhanden gewesen sein, um den gegenwärtigen Status zu erklären.

Ausschlaggebend für die Anstrengungen, eine gesetzliche Regelung für die Euthanasie zu erhalten, war die Sorge, dass die Gesellschaft durch einen längerfristigen Streit über diese Problematik zerbrechen könnte.[262] In Deutschland ist die Auseinandersetzung über Sinn und Unsinn der direkten aktiven Sterbehilfe ein aktuelles Thema, wie die Ausführungen der unterschiedlichen Meinungs-

---

260 Vgl. *Simon* (2006), S. 115.
261 Vgl. *Feikema* (2004), S. 392.
262 Vgl. *Feikema* (2004), S. 394.

vertreter im Rahmen dieser Arbeit zeigen (s. Kap. 3.2. u. 3.3.). Es ist aber nicht festzustellen, dass die Folgen dieser Debatte hierzulande zu einer Spaltung der Gesellschaft führen.

Das niederländische Sterbehilfegesetz leistet einen wichtigen Beitrag, um die Thematik der aktiven Sterbhilfe in der pluralistischen niederländischen Gesellschaft erst zu einem Diskussionsgegenstand zwischen Ärzten und Patienten werden zu lassen.[263]

Geht man von der Richtigkeit einer begünstigen Gesprächsbereitschaft bei Ärzten und Patienten aus, kann dem niederländischen Modell in diesem Zusammenhang ein Vorteil zugesprochen werden. Allerdings ist es diskussionswürdig, ob die Bereitschaft zu einem Dialog tatsächlich über die Einführung eines Sterbehilfsgesetzes zu erreichen ist oder ob sich nicht andere Möglichkeiten zu diesem Zweck anbieten.

Die Beobachtung und Kontrolle der Lebensbeendigung auf Verlangen und der Hilfe bei der Selbsttötung obliegt allein dem niederländischen Staat. Aufgrund der gesetzlichen Regelungen kann ein todkranker Mensch sein Leben beenden lassen. Der Betroffene ist keinesfalls gezwungen, sein Anliegen in einem „rechtsfreien“ Raum zu artikulieren oder seine Forderung nach Beendigung des Lebens durch den Beitritt zu dem schweizerischen Verein Dignitas erfüllt zu wissen (s. Kap 3.2.1. f.). Wenn ein todkranker Patient die aktive Sterbehilfe in Anspruch nehmen möchte, dann gibt ihm die in den Niederlanden gültige rechtliche Regelung – in Gegensatz zu einem Menschen in Deutschland - ein bedeutsames Maß an Sicherheit und Verlässlichkeit. Es geht dabei um die Einhaltung ethischer und medizinischer Grundsätze.

Die Befürworter einer aktiven Sterbehilfe begründen mit dem offenen und transparenten Umgang mit der Problematik in den Niederlanden und auch in Belgien ihre Forderung nach einer ent-

---

263 Vgl. *Feikema* (2004), S. 394.

sprechenden Legalisierung der Lebensbeendigung auf Verlangen auch hier in Deutschland.[264]

Bei ihrer Argumentation verkennen sie aber, dass das niederländische Modell eine Vielzahl von negativen Auswirkungen auf die Situation der Betroffenen und der Angehörigen hat. Des Weiteren sollte eine inhaltlich und seriös zu führende Debatte über den „richtigen" Umgang mit dem Thema Sterben und Tod nicht den Vergleich mit einem anderen Land als ein primäres Merkmal beinhalten. Es geht um die Situation und Lage der Betroffenen und Angehörigen in Deutschland. Im Verlauf der Diskussion kann ein Blick in die Niederlande oder nach Belgien, also ein bewusster Wechsel der eigenen Perspektive, durchaus ein hilfreiches Werkzeug sein, um zu einer Lösung der eigenen Fragestellung zu gelangen. Dies darf aber nicht für eine eindimensionale Beweisführung im eigenen Interesse missbraucht werden.

Die Gegner der aktiven Sterbehilfe fassen das niederländische Modell, ihrer Denkweise entsprechend, anders auf und sehen in dieser Umgangsform mit dem Ende des Lebens ihre schlimmsten Ahnungen bestätigt.[265]

Der umfangreiche bürokratische Aufwand, mit dem die Euthanasiepraxis fortdauernd in Verbindung steht (s. Kap. 4.2.1.), hat sowohl Vor- als auch Nachteile.

Auf der einen Seite sehen sich die niederländischen Ärzte aufgrund der rechtlichen Situation dazu „gezwungen" sich nachhaltig mit dem Sterben und Tod auseinanderzusetzen. Die Ärzte verfügen dementsprechend über ein sehr fundiertes Wissen auf dem Gebiet der medizinischen Behandlung todkranker und sterbender Menschen.[266] Das vorhandene Fachwissen der Ärzte kann für Betroffene einen großen Nutzen darstellen, weil die ärztliche Beratung in

264 Vgl. *Simon* (2006), S. 113.
265 Vgl. *Simon* (2006), S. 113.
266 Vgl. *Gordijn* (1998), S. 14.

der Regel sehr kompetent ist. In Deutschland ist die zum Teil fehlende und mangelnde Ausbildung der Mediziner auf dem Gebiet der Behandlung todkranker Menschen Gegenstand der Kritik.[267]

Auf der anderen Seite führt die Fülle der zu erledigenden Formalitäten unter anderem dazu, dass es eine signifikant ansteigende Dunkelziffer von nicht gemeldeten Sterbehilfefällen in den Niederlanden gibt. Die Meldebereitschaft der Ärzte ist zu gering.[268] An dieser Stelle ist das niederländische System fehlerhaft und bedarf einer nachdrücklichen Korrektur seiner Kontrollmechanismen. Die Unterscheidung zwischen einer legalen Beendigung des menschlichen Lebens auf Verlangen eines Patienten und einer Tötung ohne den ausdrücklichen Wunsch des betroffenen Patienten ist nicht mehr ersichtlich.

Die Missachtung der rechtlichen Voraussetzungen für eine straffreie Sterbehilfe scheint ein weiterer Grund für die Nichtmeldung einer Fülle von Euthanasiefällen zu sein.[269] Ist das niederländische System damit gescheitert?

Für einen todkranken Menschen sind Vertrauen und Verlässlichkeit in seiner Notlage unentbehrlich. Falls diese menschlichen Werte keine Erfüllung finden, ist nicht daran zu denken, sich anderen Menschen (Ärzten, Pflegern und Angehörigen) anzuvertrauen. Die Gefahr einer missbräuchlichen Nutzung eben genannter Werte trifft für die vorgestellte niederländische Euthanasiepraxis zu. Sie ist folglich als fehlerhaft anzufechten.

267 Vgl. *Karusseit* (1994), S. 58.
268 Vgl. *Simon* (2006), S. 122.
269 Vgl. *Klinkhammer* (2004), S. A 2360.

4.3. Soziale Arbeit mit Sterbenden und Angehörigen

Die Soziale Arbeit nimmt in dem Aufgabenkreis der Begleitung Sterbender einen Platz ein. Auf den ersten Blick ist diese Konstellation nicht ersichtlich, da sich die klassischen Handlungsfelder der Sozialarbeit (Sozial-, Familien- und Gesundheitshilfe) vorwiegend auf Menschen beziehen, die aufgrund von Störungen, Beeinträchtigungen und Armut an einer Teilhabe am gesellschaftlichen Leben gehindert werden.[270]

Durch die Beratung von an Aids erkrankten Menschen in entsprechenden Einrichtungen (s. Einleitung), die Arbeit in Krankenhäusern und die Beschäftigung in ambulanten und stationären Hospizen wird deutlich, dass die Begleitung sterbender Menschen und ihrer Angehörigen ein Arbeitsfeld für die Sozialarbeiter ist.

Die anschließenden Kapitel 4.3.1. ff. greifen die Sterbebegleitung als wichtige Aufgabe für die Soziale Arbeit auf, wobei der Fokus auf der Interaktion zwischen den agierenden Personen liegt.

4.3.1. Achtung der Menschenwürde

Ein Mensch, der sich in einer Notlage befindet, ist häufig sehr feinfühlig und reagiert auf äußere Einflüsse ungemein sensibel. Versetzt man sich in seine Perspektive, wie es bei einem Sterbenden nur bedingt möglich ist, kann man unter Umständen einige der Empfindungen und geäußerten Wünsche des Betroffenen besser nachvollziehen. In der Lebensphase direkt vor dem Tod ist ein betroffener Mensch in ganz besonderer Art und Weise um Selbstrespekt und Würde bemüht.[271]

Die Beachtung einer anderen Person als ein wertzuschätzendes Wesen, welchem durch seine Art und sein Handeln Einmaligkeit

270 Vgl. *Busche/Strege* (1999), S. 130.
271 Vgl. *Wils* (1999), S. 21.

zukommt, ist nicht ausschließlich ein zentraler Bestandteil von Sozialer Arbeit, sondern betrifft die Gesellschaft ausnahmslos. Ein einzelnes Individuum kann sich dem gesellschaftlichen Miteinander nicht verweigern, da der Mensch ein „*animal sociale*“[272] ist. Dauerhafte und wechselseitige Abhängigkeiten bestimmen das Dasein eines jeden Menschen in einer Gesellschaft.[273]

Aufgrund der abscheulichen Verbrechen der Nationalsozialisten zur Zeit des Dritten Reiches (s. Kap. 3.1.1. f.) kommt der Berücksichtigung der Menschenwürde gerade in Deutschland ein überaus hoher Stellenwert zu.

Kübler-Ross gibt einen entscheidenden Hinweis, wie die deutsche Gesellschaft diesem Stellenwert gerecht werden kann. Die englische Psychologin bezeichnet die Schaffung eines humanen Umgangs mit Sterbenden als einmalige und herausragende Chance für die deutsche Gesellschaft, die Nazi-Vergangenheit zu überwinden und eine bejahende Denkweise im Hinblick auf die Sensibilisierung für die „problembelastete“ Thematik zu entwickeln. Entscheidend ist, eine deutliche Enttabuisierung des Todes zu erreichen. Der respektvolle Umgang untereinander und die Wahrnehmung der Wünsche Sterbender, wie durch Student ausdrücklich herausgestellt wird (s. Kap. 3.2.1.), können eine breite Basis für eine humane Begleitung sterbender Menschen darstellen.

Um der „Achtung vor dem Menschsein jedes Menschen“[274] auf eine ganz besondere Art und Weise Ausdruck zu verleihen, formuliert der Artikel 1 des Grundgesetzes die Unantastbarkeit der Menschenwürde.

---

272 *Suchanek* (2001), S. 90.
273 Vgl. *Suchanek* (2001), S. 90.
274 Vgl. *Schlüter* (1995), S. 173.

„Die Würde des Menschen ist unantastbar. Sie zu achten und zu schützen ist Verpflichtung aller staatlichen Gewalt.“[275]

Was drückt der Begriff Menschenwürde aus? In der Fachliteratur lässt sich hierzu eine ganze Fülle von Hinweisen auf den inhaltlichen Kern des Begriffes finden. Der Mensch besitzt demnach einen absoluten inneren Wert.[276] In diesem Zusammenhang ist es entscheidend zu erwähnen, dass dieser Wert ***jedem*** Menschen eigen ist.

Ein Sozialarbeiter, der im sensiblen Aufgabengebiet der Sterbebegleitung tätig ist, muss die Würde des sterbenden Menschen und seiner Angehörigen in besonderer Weise achten und schützen. Dies ist auch dann der Fall, wenn sich die Auffassungen und die Meinungen des Sterbenden oder der Familienmitglieder, z.B. über die Inanspruchnahme der aktiven Sterbehilfe, von der Ansicht des Sozialarbeiters grundlegend unterscheiden. Zu diesem Zeitpunkt verbietet es die Menschenwürde eindeutig, die Willensbildung der agierenden Personen zu manipulieren, um der eigenen Weltanschauung vom „richtigen“ Umgang mit Sterben und Tod zu genügen.

Dieses „Verbot“ schließt allerdings keinesfalls die Pflicht und die Notwendigkeit aus, dem Sterbenden und seinen Angehörigen alle vorstellbaren Handlungsmöglichkeiten im Umgang mit der Krisensituation möglichst vorurteilsfrei aufzuzeigen. Eine respektvolle Wahrnehmung des Betroffenen verlangt nach einer Beratung und Sterbebegleitung, die mehrdimensional angelegt ist. Angehörige, Ärzte, Pfleger, Sozialarbeiter und Seelsorger sind dazu angehalten, sich dementsprechend zu verhalten. Wenn sie sich nicht

---

275 BMJ, URL: http://www.gesetze-im-internet.de/gg/art_1.html
Datum Zugriff: 08.03.2007 Online.

276 Vgl. *Höffe* (2002), S. 169.

an diesen Beratungsgrundsatz halten, nimmt der Betroffene dadurch Schaden und die zu schützende Würde des Menschen auch.

Durch eine wertfreie und offene Herangehensweise an das meist tabuisierte Thema des Sterbens kann die Soziale Arbeit der Forderung nach Wahrung der Menschenwürde am besten gerecht werden. Die Schaffung von Gesprächsangeboten für Betroffene und Angehörige durch einen Sozialarbeiter bietet Entlastungsmöglichkeiten für alle Beteiligten (s. Kap. 3.3.2.).

Allerdings ist von Seiten der Sozialen Arbeit immer auch darauf zu achten, sich einem „funktionierenden" kommunikativen Prozess ganz oder in Phasen entziehen zu müssen, um die Autonomie aller involvierten Personen zu bewahren. Resultat einer vorwiegend zurückhaltenden Intervention seitens der Sozialen Arbeit während der Fortentwicklung von Kommunikationsvorgängen im Aufgabengebiet der Sterbehilfe ist die Stärkung und Unterstützung sozialer Kompetenzen der beteiligten Personen.[277]

Da die Achtung der Menschenwürde nicht als einseitige Angelegenheit zu begreifen ist, muss im Rahmen der Sterbebegleitung auch die Betrachtung der Angehörigen, Ärzte, Pfleger und Sozialarbeiter aus der Sichtweise der Klientel Erwähnung finden. Alle eben aufgezählten Personen besitzen das gleiche Anrecht auf Achtung ihrer Menschenwürde wie es auch dem Sterbenden zuteil wird. Es ist dabei zu beachten, dass ein unbedachtes und nachhaltiges Verlangen eines Todkranken nach aktiver Sterbehilfe die Würde eines Arztes oder der Angehörigen verletzen kann.

Zur Achtung und zum Schutz der Menschenwürde ist nach Artikel 1 des Grundgesetzes der Staat verpflichtet.

Die Einhaltung und Umsetzung der Menschenwürde ist im Alltag, der Sterben und Tod als Bestandteile des menschlichen

---

277 Vgl. *Busche/Strege* (1999), S. 131.

Daseins enthält, als gemeinsame Aufgabe und Obliegenheit aller Mitglieder der Gesellschaft einzufordern.

4.3.2. Problem des doppelten Mandates

In der täglichen Praxis wird ein Sozialarbeiter erst zu dem Zeitpunkt tätig, wenn ihm ein entsprechender Auftrag dazu erteilt wird. Den Auftrag erhält er in der Regel nicht durch die Klientel direkt, sondern von der Einrichtung, in der er beschäftigt ist.

Die Einrichtung vertritt dabei die gesellschaftlichen Interessen, indem Hilfeangebote für Menschen in Zwangslagen bereitgestellt werden. Diese Art der Unterstützung basiert auf der Annahme, dass die betroffenen Menschen nicht mehr in der Lage sind, sich selbst zu helfen. Aus diesem gesellschaftlichen Interesse leitet sich letzten Endes das Mandat für die Soziale Arbeit ab.

„Sozialarbeit ist damit [...] dem gesellschaftlichen Auftraggeber verpflichtet.“[278]

Wenn der Sozialarbeiter im nächsten Schritt seine Arbeit aufnimmt, resultiert daraus die Entstehung eines zweitens Mandates. Das zweite Mandat ergibt sich unvermeidlich aus der Verpflichtung gegenüber der Klientel, die einen Anspruch auf eine individuelle und vorbehaltlose Hilfeleistung besitzt.

In der Literatur wird dieses Phänomen der Sozialen Arbeit als das „doppelte Mandat“ beschrieben. Der Sozialarbeiter muss einerseits die Interessen seiner Klienten wahren und ist andererseits dem gesellschaftlichen Auftraggeber verpflichtet.[279] Diese Sachlage bildet für die Soziale Arbeit ein bestehendes Dilemma ab, aus welchem Auseinandersetzungen und Spannungen entstehen kön-

278 *Pantucek* (1998), S. 85.
279 Vgl. *Pantucek* (1998), S. 85.

nen. Um das Problem des doppelten Mandates verständlich zu machen, hilft ein Blick auf die Abb. 9.

Abb. 9: Das doppelte Mandat in der Sozialen Arbeit

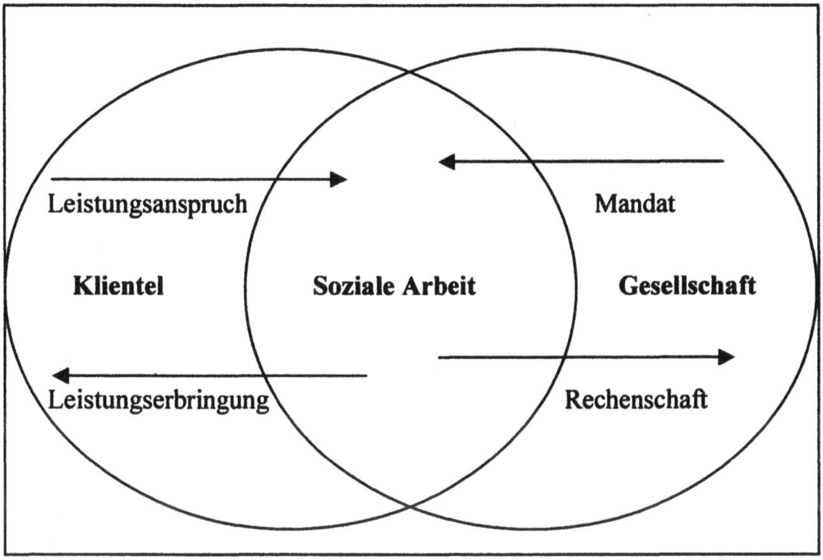

Datenbasis: Eigene Skizze.

Die Schnittstelle zwischen Individuum und Gesellschaft eröffnet das Handlungsfeld für die Soziale Arbeit. Handlungsfelder dieser Art entstehen mit dem Aufkommen sozialer Problemkonstellationen.[280]

Armut ist in diesem Zusammenhang ein passendes Beispiel, da die Empfänger sozialer Dienstleistungen und Hilfen häufig über begrenzte finanzielle Ressourcen verfügen. Die Gesellschaft erkennt die absolute Notwendigkeit entsprechender sozialer Hilfsangebote einerseits an, andererseits unterliegt die Verwirklichung derartiger

280 *Mennemann* (1998), S. 5.

Angebote – aufgrund des gesellschaftlichen Druckes – überwiegend ökonomischen Gesichtspunkten.

Der Sozialarbeiter findet sich demzufolge inmitten eines sozialen und gesellschaftlichen Spannungsfeldes wieder, das auch durch das doppelte Mandat widergespiegelt wird.

Kann aber das Problem des doppelten Mandates auf das Aufgabengebiet der Begleitung sterbender Menschen übertragen werden oder unterscheidet es sich von den klassischen Arbeitsfeldern der Sozialen Arbeit?

Aufgrund seiner beratenden und begleitenden Funktion im Umgang mit Sterbenden und Angehörigen kann eine entsprechende Problematik – analog zum doppelten Mandat - nur dann auftreten, wenn sich zwischen den beteiligten Personen (-gruppen) eine Streit- frage entwickelt.

Als Beispiel für eine potentielle Konfliktsituation kann das durch den Betroffenen selbst oder durch seine Angehörigen geäußerte Verlangen nach jedweder Form der Sterbehilfe genannt werden. Sofern durch die Streitparteinen der Versuch unternommen wird, den Sozialarbeiter für die Verwirklichung ihrer Absichten zu instrumentalisieren, entsteht in dem begleitenden Prozess ein Spannungsfeld, dessen Mittelpunkt unfreiwillig durch den Sozialarbeiter eingenommen wird.

Konfliktpotentiale lassen sich auch in der Wechselbeziehung zwischen der individuellen Einzellfallwahrnehmung durch den Sozialarbeiter und der grundlegenden ideologischen Ausrichtung der umgebenden Handlungsräume vermuten. Die Hospizarbeit orientiert sich in ihrer Arbeit zu einem großen Teil an christlichen Wertvorstellungen.[281] Sie lehnt besonders die aktive Sterbehilfe vollständig ab (s. Kap. 3.3.2.). Als Sozialarbeiter in einem Hospiz ergibt sich hieraus die Aufgabe, die christliche Sichtweise der

---

281 Vgl. *von Kühlmann* (1995), S. 75.

Sterbebegleitung gerade auch dann zu bewahren, wenn das Leid des Betroffenen endlos erscheint. Sollte er sich dieser Situation zu entziehen versuchen, ist die Entstehung eines wirklichen Konfliktes die Folge. Der Betroffene und seine Angehörigen könnten infolgedessen die Richtigkeit des Hospizgedankens bezweifeln und die Rolle des Sozialarbeiters infrage stellen.

Das doppelte Mandat ist für das Aufgabengebiet der Sterbebegleitung in der beruflichen Praxis – entgegen den zuvor vorgestellten Theorien – ein Problem, das aus verschiedenen Gründen zu vernachlässigen ist.

Der Begriff Sterbebegleitung beinhaltet einen erheblichen Unterschied zu den klassischen Handlungsfeldern Sozialer Arbeit. Es geht darum, einen sterbenden Menschen in seiner Notlage zu begleiten. Die Begleitung muss in jedem Fall auf Augenhöhe stattfinden, da die Last des Sterbens keinem Menschen abgenommen werden kann. Das Sterben gehört als Teil des Menschseins zum Leben dazu.[282] Die Begleiter (Angehörige, Ärzte, Pfleger, ehrenamtliche Begleiter und Sozialarbeiter) und der sterbende Mensch sind in jeder Beziehung gleichberechtigt.

Für die Soziale Arbeit gilt die Problemstellung des doppelten Mandates auf dem Gebiet der Sterbebegleitung im klassischen Verständnis nicht. Die Rolle des Sozialarbeiters ist ein begleitender Prozess. Der Schwerpunkt der Arbeit ist die Situation des Betroffenen.

4.3.3. Die Wahrung von Lebenswelten

Dieses Kapitel nimmt die Aussage auf, dass im Zentrum der Arbeit auf dem Gebiet der Sterbebegleitung der Betroffene selbst steht und führt diesen Gedanken im Folgenden weiter. Wie kann man

---

282 Vgl. *Karusseit* (1994), S. 60.

der Situation Sterbender gerecht werden? Welche Sehnsüchte hat ein Mensch, der nicht mehr lange zu leben hat?

Student erwähnt die Wichtigkeit der Wünsche todkranker Menschen, um ein humanes Sterben zu ermöglichen (s. Kap. 3.2.1.). Um die von sterbenden Menschen geäußerten Wünsche wahrzunehmen, darf die letzte Lebensphase keinesfalls zu einem anonymisierten und an den Rand der Gesellschaft gedrängten „Vorgang“ gemacht werden.

Der Mensch besitzt eine selbst angeeignete Routine darin, alle Dinge auszublenden und zu verdrängen, die ihn mit der eigenen Sterblichkeit konfrontieren und den normalen Ablauf des Lebens beeinflussen könnten.[283] Die Hospizbewegung hat dieses deutliche Dilemma, also die Verdrängung von Sterben und Tod, erkannt und holt den sterbenden Menschen in das Leben der Gemeinschaft zurück.

Der Ort des Sterbens ist für den Betroffenen von zentraler Bedeutung. Um seine eigene Ruhe zu finden, ist ein schlechter Ort für einen sterbenden Menschen ungeeignet.[284] Das kühl wirkende Ambiente eines sterilen Krankenhauses ist ein Beispiel für einen ungeeigneten Ort. Folglich muss es das Anliegen der Gesellschaft sein, den Aufbau und die Förderung geeigneter Einrichtungen zu unterstützen.

Warum sollte sich durch diesen nachdrücklichen Appell jedes Mitglied der Gesellschaft angesprochen fühlen? Die Antwort auf diese Frage ist einfach. Aufgrund einer dauerhaft ansteigenden Lebenserwartung in den nächsten Jahrzehnten nimmt auch die persönliche Wahrscheinlichkeit jedes Einzelnen, ein hohes Lebensalter zu erreichen, deutlich zu. Das gleichzeitige Vorhandensein mehrerer Krankheiten bei einem Menschen ist für dieses Alter kennzeichnend (s. Kap. 2.3.2.). Wenn man das medizinische „Phä-

283 Vgl. *Student* (1999), S. 14.

284 Vgl. *Mennemann* (1998), S. 42.

nomen" der Mutimorbidität im Zusammenhang mit der demographische Entwicklung berücksichtigt (s. Kap. 2.3.1.), dann resultiert hieraus ein gesellschaftlicher Bedarf an Einrichtungen, die auf humane Art und Weise mit Sterbenden und Angehörigen umzugehen wissen.

Da auch die Begleitung Sterbender durch Angehörige in der häuslichen und vertrauten Umgebung wegen der Umgestaltung und zunehmenden Auflösung familiärer Strukturen zukünftig nicht als Regelfall betrachtet werden kann, kommt der Institutionalisierung der Sterbebegleitung eine nicht zu unterschätzende Bedeutung zu. Nach Mennemann ist es nicht mehr die Frage ob, sondern wie in öffentlichen Einrichtungen mit dem Sterben umgegangen wird.[285] Mit Blick auf die Alterspyramide der deutschen Gesellschaft sieht Weber einen dringenden Handlungsbedarf. Die Bereitstellung von nützlichen Räumen, hinreichender Ausstattung mit qualifiziertem und angemessen bezahltem Personal darf nicht noch länger hinausgezögert werden.[286]

Ein Sterben im Kreise der eigenen Familie wird allerdings zu einem Privileg, das nur einer kleinen Minderheit zuteil wird.[287] Kübler-Ross sieht in der Einbeziehung des Todes in das alltäglich familiäre Leben eine entsprechende Möglichkeit, mit Sterben und Tod umgehen zu lernen.[288]

Die Hospizbewegung teilt die Auffassung von Kübler-Ross und betrachtet es als eine ihrer Hauptaufgaben, die Lebenswelt des schwerkranken Menschen auch im Sterben zu wahren und zu erhalten. Erklärend ist an dieser Stelle kurz der Begriff „Lebenswelt" zu beschreiben.

---

285 Vgl. *Mennemann* (1998), S. 3.
286 Vgl. *Weber* (2006), S. 18.
287 Vgl. *Mennemann* (1998), S. 1.
288 Vgl. *Kübler-Ross* (1970), S. 6.

Als Lebenswelt wird ein sozialer Handlungszusammenhang beschrieben, der individuell durch einen Menschen wahrgenommen wird und ihm Verlässlichkeit, Erwartbarkeit und Schutz bietet. Der Handlungszusammenhang setzt sich (soweit vorhanden) aus Familie, Freunden, Nachbarschaft, Gemeinwesen, etc. zusammen.[289]

Die Lebenswelt ist für jeden Menschen von großer Bedeutung. Im Falle der Begleitung Sterbender ist diese Wichtigkeit besonders zu betonen, weil die Notlage der Betroffenen Einmaligkeit besitzt.

Die Hospizbewegung möchte es einem schwerkranken Menschen ermöglichen, in der eigenen und ihm vertrauten Umgebung in Würde zu sterben. Um dieses Anliegen in der Praxis realisieren zu können, gibt es ambulante Hospiz- und Palliativdienste, mit dessen Hilfe eine Verlegung in ein Krankenhaus (aber auch in ein Hospiz) vermieden werden kann. Die schützende und Halt gebende Lebenswelt des Betroffenen bleibt infolgedessen intakt.

Wenn eine angebrachte Versorgung in der eigenen häuslichen Umgebung nicht mehr zu gewährleisten ist, dann muss im Sinne des Betroffenen nach einer entsprechenden und zeitnahen Alternative gesucht werden. Es ist eine der Aufgaben der Sozialer Arbeit, bei der Bereitstellung geeigneter Orte mitzuwirken.[290] Im Einzellfall kann dies natürlich auch bedeuten, dass ein Sterben in einem Krankenhaus nicht verhindert werden kann. In einer Gesellschaft, die sich unter anderem durch eine fortschreitende Auflösung familiärer Strukturen kennzeichnet, unterliegen soziale Bedingungen – wenn man sie denn noch als solche bezeichnen kann - einer permanenten Fluktuation. Dies ist ein Grund, der das Sterben in die Institutionen hineinträgt. Die Soziale Arbeit hat sich dieser „modernen“ Herausforderung zu stellen, indem sie auf eine derartige gesellschaftliche Problematik reagiert.

---

289 Vgl. Frank (2002), S. 609.
290 Vgl. Mennemann (1998), S. 43.

In Deutschland stirbt jeder zehnte Mensch zu Hause. Die übrigen Menschen sterben in einem Alters- bzw. Pflegeheim oder einer ähnlichen Einrichtung.[291] Das Leben und der Tod unterliegen einer bewussten Absonderung, obwohl der Tod ohne jeden Zweifel ein Teil des Lebens ist. Pointiert formuliert: Die hochaltrigen und/oder kranken Menschen gehören in eine Pflegeeinrichtung oder ein Krankenhaus. Die gesunden Menschen leben dessen ungeachtet in einer anderen, der „normalen" Welt.

Das Sterben in einem Krankenhaus entspricht sicherlich nicht dem Wunsch der meisten Betroffenen, wenngleich die Präsenz von Ärzten und medizinischem Fachpersonal dem Einzelnen ein Gefühl der Sicherheit vermittelt. Die Aufgabe für die Angehörigen, Ärzte, Pfleger und Sozialarbeiter besteht darin, das Sterben in einem Krankenhaus menschlich zu gestalten. Da die Lebenswelt des Betroffenen durch einen unabwendbaren Aufenthalt in einem Krankenhaus einer fundamentalen Störung unterliegt, ist dieser zusätzlichen und negativen Verstärkung der Notlage des Betroffenen entgegenzuwirken.

Ein menschenwürdiges Sterben ist nach Meinung der Kirche aus dem Jahr 2003 auch in einem Krankenhaus oder einem Pflegeheim durch eine entsprechende menschliche Begleitung des Sterbeprozesses möglich.[292]

Die Kirche reagierte damit auf die Behauptung, dass das Sterben in einem Krankenhaus wegen der medizinischen Apparatemedizin unmenschlich sei.

Die zwei Vorsitzenden der beiden großen christlichen Kirchen in Deutschland, Kardinal Lehmann und Präses Kock, erklären 2003 in ihren Ausführungen weiter, warum die Begleitung in einem Krankenhaus durchaus ein menschenwürdiges Sterben zu-

---

291 Vgl. *Student* (1999), S. 15.
292 Vgl. *Lehmann/Kock* (2003), S. 6.

lässt. Es hängt dabei aus ihrer Sicht vieles von den Menschen ab, die vor Ort sind und sich um den Sterbenden kümmern.[293]

Die Lebenswelt zu bewahren und zu schützen ist eine der größten Herausforderungen für die Soziale Arbeit im Umgang mit Sterbenden und deren Angehörigen. In der Praxis ist eine gänzliche Sicherung der sozialen Handlungszusammenhänge, die grundlegend für die individuelle Lebenswelt eines Menschen sind, nicht zu verwirklichen.

Es obliegt daher allen auf dem Gebiet der Sterbebegleitung beteiligten Personen, sich an einer gewissenhaften Achtung und größtmöglichen Bewahrung der Lebenswelt eines Sterbenden zu beteiligen. Auch wenn dieses Vorhaben nur in Bruchstücken umzusetzen ist, ist dem Betroffenen damit schon geholfen.

293 Vgl. *Lehmann/Kock* (2003), S. 6.

5. Resümee

Vor dem Hintergrund eines durch weite Teile der Gesellschaft tabuisierten Themas, das zudem mit vielen Emotionen besetzt ist, stand seit Beginn der Bearbeitungszeit fest, dass diese Aufgabe eine große Herausforderung darstellen würde. Im weiteren Verlauf der Arbeit hat sich diese Annahme zunehmend bestätigt. Eine inhaltlich seriöse Auseinandersetzung mit diesem Thema setzt die Anerkennung unterschiedlicher Meinungen voraus, um der Betrachtung der Individualität des Menschseins gerecht zu werden.

Die wissenschaftliche Sprache bleibt im Zusammenhang mit dem greifbaren Schicksal eines Sterbenden und seiner Angehörigen eindimensional.[294] Die inhaltliche Darstellung der krisenhaften Notlage Betroffener kann infolgedessen nur als ein eher ungenügender und auffallend nüchterner Versuch beurteilt werden, ein möglichst realistisches Abbild dieser schwer zu ertragenden Lebenssituation zu erfassen.

Die erkenntnisleitende Ausgangsfragestellung dieser Arbeit bezog sich auf die Bedeutung, die gesellschaftliche Rahmenbedingungen auf den individuellen Sterbeprozess und den Tod eines Menschen in Deutschland haben (s. Einleitung).

Es steht unzweifelhaft fest, dass das Sterbeerleben eines Einzelnen in Abhängigkeit zum gesellschaftlichen Umgang mit Sterben und Tod steht.[295] In Deutschland ist diese Form der Abhängigkeit allerdings unter einem ganz anderen Blickwinkel zu prüfen, als dies beispielsweise in den Niederlanden der Fall ist (s. Kap. 4.2.1. f.).

---

294 Vgl. Mennemann (1998), S. 8.
295 Vgl. Mennemann (1998), S. 91.

Die unbeschreiblichen und menschenverachtenden Schandtaten der Nationalsozialisten im Dritten Reich dürfen keineswegs in Vergessenheit geraten. Im Zusammenhang mit der Debatte über die Sterbehilfe müssen diese Verbrechen Berücksichtigung finden, um vor einem vorstellbaren und unkontrollierten Missbrauch der Sterbehilfe zu warnen. In den Niederlanden zeigt die Euthanasiepraxis, dass es mitunter nicht möglich ist, eine Unterscheidung zwischen einer legalen und einer illegalen Tötung zu treffen. Dementsprechend ist ein Missbrauch bei der Tötung auf Verlangen in den Niederlanden nicht auszuschließen (s. Kap. 4.2.2.). Aus diesem Grund – zur Wahrung und zum Schutz des Lebens – sollte die legale Euthanasie nicht gestattet sein.

Die Euthanasiepraxis in den Niederlanden und die Existenz des schweizerischen Vereins Dignitas sind Bestandteile der Auseinandersetzung über den richtigen Umgang mit Sterbenden in Deutschland. Infolgedessen beeinflussen die Ansichten und Publikationen des schweizerischen Vereins, ebenso wie die Legalisierung der direkten aktiven Sterbehilfe in den Niederlanden, die Situation eines todkranken Menschen in Deutschland. Oben wird die Ablehnung des niederländischen Prinzips begründet.

Auch das Modell eines begleiteten Suizids, wie er durch Dignitas „angeboten" wird, ist nicht zu befürworten und bietet für Betroffene in ihrer Not keine wirkliche Lösung. Das Kapitel 3.2.2. beschreibt den Sterbeprozess als wichtigen Bestandteil des menschlichen Lebens. Der schweizerische Verein Dignitas berücksichtigt diese Wirklichkeit und die guten Möglichkeiten der Leidminimierung durch die Palliativmedizin nicht. Sölle sieht kaum auszuhaltende Leiden als den Auslöser für eine mögliche Kurzschlussreaktion des Menschen (s. Kap. 2.4.2.). Das Verlangen eines Sterbenden, durch einen begleiteten Suizid seinem Leben ein Ende zu setzen, ist als derartige Kurzschlussreaktionen aufzufassen. Wenn die Palliativmedizin die Beschwerden auf ein erträgliches Maß reduziert, wird der Wunsch nach einer Beendigung des eigenen Lebens verschwinden.

Ein eingehender Blick auf die vorliegende Arbeit lässt außerdem Formen einer mitfühlenden und menschlichen Art der Begleitung sterbender Menschen in der deutschen Gesellschaft erkennen. Vor dem Hintergrund demographischer Veränderungsprozesse, die in den nächsten Jahren zu einer zunehmenden Alterung der Gesellschaft führen werden (s. Kap. 2.3.1.), sind Antworten auf die Frage des „richtigen" Umgehens mit Sterben und Tod dringend notwendig.

Die komplementäre Verknüpfung palliativmedizinischer und hospizlicher Kompetenzen in Kooperation mit Angehörigen (Stichwort: Lebenswelt wahren und erhalten) scheint in der Betreuung und Begleitung eines Sterbenden z. Zt. die bestmögliche Versorgung zu gewährleisten. Dieses „Versorgungssystem" befindet sich gerade in einem fortlaufenden Aufbau- und Entwicklungsprozess, den es zu unterstützen gilt. Deutschland wird nicht ohne einen Grund als ein Entwicklungsland auf dem Gebiet der hospizlichen und palliativmedizinischen Versorgung bezeichnet.[296] Ein Mangel auf dem Gebiet der Begleitung Sterbender haben die Kirche und die deutsche Bundesregierung inzwischen auch wahrgenommen. Sie fordern einen ausreichenden Auf- und Ausbau der palliativ-medizinischen und hospizlichen Versorgungsangebote in Deutschland.[297]

Für den Betroffenen erscheint aber ein anderes Phänomen im Umgang mit Sterben und Tod von ähnlich großer Bedeutung zu sein. Die gesellschaftliche Tabuisierung des Todes macht das Sterben zu einem isolierten Vorgang, der keinesfalls mit der Achtung der menschlichen Würde zu vereinen ist. Die Arbeit hat deutlich zum

296 Vgl. *Stempin* (2006), S. 78.
297 Vgl. *Altwig/Morchner* (2005 b).

Ausdruck gebracht, dass das Sterben zum Leben eines Menschen dazugehört.[298] Es ist grundsätzlich eine gesamtgesellschaftliche Verantwortung, Sterbende und ihre Angehörigen zurück in das alltägliche Leben zu holen. Die Begleitung sterbender Menschen durch ehrenamtliche Mitarbeiter in den Hospizen nimmt sich dieser gesellschaftlichen Verantwortlichkeit an. Indem Sterbende nicht durch professionelle Helfer, sondern durch „Nichtfachmänner“ begleitet werden, rücken Sterben und Tod in die Gesellschaft zurück.

Eine Ausbildung der ehrenamtlichen Mitarbeiter, die in einem Hospiz, Altersheim oder im privaten Umfeld sterbende Menschen begleiten, ist unumgänglich.[299] Es geht bei der Ausbildung nicht um eine Professionalisierung, sondern um die gezielte Wahrnehmung und Verarbeitung der eigenen und fremden Emotionen. Im Rahmen einer Begleitung ist das Aufkommen einer Vielzahl unterschiedlichster Gefühlsäußerungen wahrzunehmen.
Die Soziale Arbeit kann durch die Ausbildung ehrenamtlicher Sterbebegleiter und die Aufklärung über die unterschiedlichen Möglichkeiten der palliativmedizinischen und hospizlichen Versorgungsangebote einen wichtigen Teilbeitrag zum Gelingen einer veränderten Wahrnehmung des Todes leisten. In diesem Zusammenhang sind auch alle anderen an der medizinischen und menschlichen Begleitung Sterbender beteiligten Personen und Berufsgruppen gewissermaßen dazu „verpflichtet“, sich für eine deutliche und authentische Enttabuisierung des Todes einzusetzen.

Die Entstehung klinischer Ethik-Komitees spiegelt das zunehmende Interesse an einem anderen Umgang in der alltäglichen Versorgung kranker – auch todkranker – Menschen nach außen und innen hin wider (s. Kap. 4.1.2.). Wenn ein klinisches Ethik-Komitee nicht aus Gründen der Reputation eines Krankenhauses

---

298 Vgl. *Karusseit* (1994), S. 60.
299 Vgl. *Mennemann* (1998), S. 280.

zweckentfremdet wird, dann ist sein Nutzen für alle Menschen groß.

Betrachtet man die Verdrängung des Todes in der heutigen Zeit als eine sehr wichtige gesellschaftliche Rahmenbedingung des Sterbens, dann schadet dieser Zustand nicht nur dem Sterbenden selbst, sondern auch den Angehörigen, Ärzten und Pflegern – in letzter Konsequenz der Gesellschaft im Ganzen.

Die Aussicht auf ein Sterben in Würde kann nur auf einem mitmenschlichen Umgang innerhalb gesellschaftlicher Strukturen beruhen. Mitmenschlichkeit findet im Kontakt zwischen Menschen statt. Aus diesem Grund wird diese Arbeit mit dem folgenden Zitat, das den Kern der Begegnung mit Sterben und Tod wiedergibt, geschlossen:

„Im Grunde ist der Tod einer der stärksten Zugriffe, die man zum Sinn des Lebens hat. Über den Tod zu sprechen ist eine der vernünftigsten Arten über den Sinn des Lebens zu sprechen."

André Maurois
Französischer Schriftsteller (1885-1967)

6. Literaturverzeichnis

Altwig, Dirk/Morchner, Tobias: Sterbehilfe-Zentrale ziehts in die City. In: Neue Presse. 22.09.2005. Hannover 2005 a.

Altwig, Dirk/Morchner, Tobias: Bündnis gegen Filiale des Todes. In: Neue Presse. 27.09.2005. Hannover 2005 b.

Ankermann, Ernst: Sterben zulassen. Selbstbestimmung und ärztliche Hilfe am Ende des Lebens. München 2004.

Becher, Manfred: Sterben und Sterben lassen. In: Caritasverband Hannover e.V. (Hrsg.): Profil, Januar – Februar 2006, S. 1. Hannover 2006.

Beck-Texte (Hrsg.): Strafgesetzbuch. 39. Auflage. München 2004.

Brennecke, Ralph/Schelp, Frank P.: Sozialmedizin. Stuttgart 1993.

Bundesarbeitsgemeinschaft Hospiz e.V. (Hrsg.): Helfen am Ende des Lebens. Hospizarbeit und Palliative Care in Europa. Wuppertal 2004.

Bundesgerichtshof (Hrsg.): BGH zur vormundschaftlichen Genehmigung von Betreuerentscheidungen im Zusammenhang mit lebensverlängernden Maßnahmen an einwilligungsunfähigen Patienten. Pressemitteilung vom 17. März 2003. Karlsruhe 2003.

Bundesministerium der Justiz: Gesetze im Internet. Strafgesetzbuch. Internet:URL http://bundesrecht.juris.de/bundesrecht-/stgb/gesamt.pdf
Datum Zugriff: 24.01.2007 Online.

Bundesministerium der Justiz: Gesetze im Internet. GG Art. 2 (1). Internet: URL http://bundesrecht.juris.de/gg/art_2.html
Datum Zugriff: 06.02.2007 Online.

Bundesministerium für Gesundheit (Hrsg.): Gesundheitsberichterstattung des Bundes. Gesundheit in Deutschland. Berlin 2006.

Charitécentrum für Human- und Gesundheitswissenschaften (Hrsg.): Multimorbidität im Alter und ausgewählte Pflegeprogramme. Internet: URL http://www.charite.de/gradmap-/Flyer_2.Workshop.pdf
Datum Zugriff: 07.02.2007 Online.

Clemens, Katri Elina/Klaschik, Eberhard: Was ist Palliativmedizin? Ein Überblick. In: Dr. med. Mabuse. 31. Jg., H. 163, 2006, S. 25-27.
Demmer, Klaus: Handeln als Einüben des Sterbens. Ein Kapitel theologischer Anthropologie. In: Holderegger, Adrian (Hrsg.): Das medizinisch assistierte Sterben. Zur Sterbehilfe aus medizinischer, juristischer und theologischer Sicht. Freiburg, Schweiz 1999.
Denkers, Rolf: Aktive Sterbehilfe – Du sollst nicht töten. In: Weber, Friedrich (Hrsg.): Beim Sterben helfen? Hannover 2006.
Deutscher Verein für öffentliche und private Fürsorge (Hrsg.): Fachlexikon der sozialen Arbeit. 5. Auflage. Frankfurt am Main 2002.
Deutsche Bischofskonferenz (Hrsg.): Kirchliche Statistik. Bevölkerung u. Katholiken in der Bundesrepublik Deutschland. Internet: URL http://www.dbk.de/imperia/md/content/kirchlichestatistik/bevoelkerung_und_katholiken_1965_2005.pdf Datum Zugriff: 02.02.2007 Online.
Dignitas: Informationsmaterial. Forch, Schweiz. 2006.
Drosdowski, Günther (Hrsg.): Duden. Das Fremdwörterbuch. 5., neu bearbeitete und erweiterte Auflage. Mannheim 1990.
Eibach, Ulrich: Recht auf Leben – Recht auf Sterben. Anthropologische Grundlegung einer medizinischen Ethik. 2. Auflage. Wuppertal 1977.
Elias, Norbert: Über die Einsamkeit der Sterbenden in unseren Tagen. Humana conditio. Amsterdam 2002.
Enquete-Kommission: Arten von Vorausverfügungen. In: Deutscher Bundestag. Öffentlichkeitsarbeit (Hrsg.): Zwischenbericht der Enquete-Kommission. Ethik und Recht der modernen Medizin. Berlin 2005.
Eser, Albin: Möglichkeiten und Grenzen der Sterbehilfe aus Sicht eines Juristen. In: Jens, Walter/Küng, Hans (Hrsg.): Menschenwürdig sterben. Ein Plädoyer für Selbstverantwortung. 2. Auflage. München 1998.

Estermeier, Adelheid: Mit Palliativmedizin und Hospizarbeit gegen aktive Sterbehilfe und ärztlich assistierten Suizid – Die Stellungnahme des Nationalen Ethikrats zur Sterbebegleitung. In: Bundes-Hospiz-Anzeiger. 4. Jg., Ausgabe 19, 2006, S. 10.

Europarat (Hrsg.): Europarat in Kürze. Internetquelle: URL http:/-/www.coe.int/T/D/Com/Europarat_kurz/ – Datum Zugriff: 05.03.2007 Online.

Feikema, Liesbeth: Terminale Sedierung im Sinne des niederländischen Poldermodells. In: Ethik in der Medizin. H. 4, 2004, S. 392-400.

Feldmann, Klaus: Tod und Gesellschaft. Sozialwissenschaftliche Thanatologie im Überblick. 1. Auflage. Wiesbaden 2004.

Frewer, Andreas/Eickhoff, Clemens: „Euthanasie“ und die aktuelle Sterbehilfe-Debatte. Die historischen Hintergründe medizinischer Ethik. Frankfurt am Main 2000.

Gahl, Klaus: Über ärztliche Sterbehilfe. In: Weber, Friedrich (Hrsg.): Beim Sterben helfen? Hannover 2006.

Graf, Gerda: Hospizarbeit: Möglichkeiten und Grenzen. In: Forum Public Health. 12. Jg., H. 43, 2004, S. 17-18.

Gordijn, Bert: Die derzeitige Euthanasie-Debatte in den Niederlanden. In: Aulbert. Eberhard (Hrsg.): Palliativmedizin – Die Alternative zur aktiven Sterbehilfe. Zur Euthanasie-Diskussion in Deutschland. Stuttgart 1998.

Held, Gudrun: Wie sprechen Sterbende selbst über ihren Tod? In: Dally, Andreas/ Ostertag, Martin und Ueberschär, Ellen (Hrsg.): Vom Sterben sprechen. Beiträge der Hospiztagungen 2001 bis 2005 an der Evangelischen Akademie Loccum. Rehburg-Loccum 2006.

Herzig, Emil A.(Hrsg.): Betreuung Sterbender. Beiträge zur Begleitung Sterbender im Krankenhaus. 3. Auflage. Basel 1978.

Holderegger, Adrian: Zur Euthanasie-Diskussion in den USA. Erster Teil. In: Holderegger, Adrian (Hrsg.): Das medizinisch assistierte Sterben. Zur Sterbehilfe aus medizinischer, juristischer und theologischer Sicht. Freiburg, Schweiz 1999.

Honecker, Martin: Euthanasie aus Sicht der Theologie. In: Aulbert, Eberhard (Hrsg.): Palliativmedizin – Die Alternative zur aktiven Sterbehilfe. Zur Euthanasie-Diskussion in Deutschland. Stuttgart 1998.

Horlemann, Johannes: Ganzheitliche Schmerztherapie in der Hospizbewegung Deutschlands. Stuttgart 2002.

Horn, Christoph: Leid. In: Höffe, Otfried (Hrsg.): Lexikon der Ethik. 6. neubearbeitete Auflage. München 2002.

Hornburg, Altje: Welche Qualifikation für eine menschenwürdige Begleitung und Vorsorgung eines sterbenden Menschen ist vonnöten. In: Dally, Andreas/Ostertag, Martin und Ueberschär, Ellen (Hrsg.): Vom Sterben sprechen. Beiträge der Hospiztagungen 2001 bis 2005 an der Evangelischen Akademie Loccum. Rehburg-Loccum 2006.

Höffe, Otfried: Menschenwürde. In: Höffe, Otfried (Hrsg.): Lexikon der Ethik. 6. neubearbeitete Auflage. München 2002.

Jens, Walter/Küng, Hans (Hrsg): Menschenwürdig sterben. Ein Plädoyer für Selbstverantwortung. 2. Auflage. München 1998.

Kaiser, Herbert: Nationaler Ethikrat nimmt Stellung – Selbstbestimmung und Fürsorge am Lebensende. In: Bundes-Hospiz-Anzeiger. 4. Jg., Ausgabe 20, 2006, S. 1.

Karusseit, Karl-Heinz: Konfrontation der Sozialpädagogik mit Sterben und Tod. Entwurf eines sozialpädagogisch verantworteten Umgangs mit tödlich Erkrankten und Sterbenden . Frankfurt am Main 1994.

Kirchenamt der Evangelischen Kirche in Deutschland (Hrsg.): Sterbebegleitung statt aktiver Sterbehilfe. Eine Textsammlung kirchlicher Erklärungen. Hannover 2003.

Kirchenamt der Evangelischen Kirche in Deutschland (Hrsg.): Statistik. Evangelische Kirche in Deutschland. Kirchenmitgliederzahlen am 31.12.2004. Korrigierte Ausgabe. Hannover 2005.

Kirschner, Janbernd: Die Hospizbewegung in Deutschland am Beispiel Recklinghausen. Frankfurt am Main 1996.

Klee, Ernst (Hrsg.): Dokumente zur „Euthanasie“ im NS-Staat. Frankfurt am Main 2001.

Klee, Ernst: „Euthanasie“ im NS-Staat. Die „Vernichtung lebensunwerten Lebens“. 11. Auflage. Frankfurt am Main 2004.
Klinische Ethik-Komitee der MHH: Geschäftsordnung des Klinischen Ethik-Komitees der MHH. Hannover 2006.
Klinische Ethik-Komitee der MHH: Satzung des Klinischen Ethik-Komitees der MHH. Hannover 2006.
Klinkhammer, Gisela: Eine steigende Dunkelziffer. In: Deutsches Ärzteblatt. 101. Jg., H. 36, 2004, S. A 2360 – A 2362. Köln 2004.
Klinkhammer, Gisela: Keine aktive Euthanasie. In: Deutsches Ärzteblatt. 102. Jg., H.19, 2005, S. A 1327. Köln 2005 a.
Klinkhammer, Gisela: Töten ist keine ärztliche Aufgabe. In: Deutsches Ärzteblatt. 102. Jg., H. 33, 2005, S. A 2212-A 2213. Köln 2005 b.
Klinkhammer, Gisela: Sterbehilfe - Reise in die Schweiz. In: Deutsches Ärzteblatt. 102. Jg., H. 40, 2005, S. A 2661. Köln 2005 c.
Klinkhammer, Gisela: Zuwendung erfahren. Der Präsident der Bundesärztekammer lehnt aktive Euthanasie ab. In: Deutsches Ärzteblatt. 103. Jg., H. 22, 2006, S. A 1526.
Kopfensteiner, Thomas R.: “Sanctity of Life” vs. “Quality of Life”. In: Holderegger, Adrian (Hrsg.): Das medizinisch assistierte Sterben. Zur Sterbehilfe aus medizinischer, juristischer und theologischer Sicht. Freiburg, Schweiz 1999.
Köhle, Karl: Zum Umgang mit unheilbar Kranken. In: Uexküll, Thure von (Hrsg.): Psychosomatische Medizin. 3. Auflage. München 1986.
Kreß, Hartmut: Selbstbestimmung am Lebensende. In: Ethik in der Medizin. H. 16, 2004, S. 291-297.
Kutzer, Klaus: Patientenautonomie am Lebensende. 1. Auflage. Baden-Baden 2006.
Kübler-Ross, Elisabeth: On Death and Dying. London 1970.
Kübler-Ross, Elisabeth: Vorwort von Elisabeth Kübler-Ross zur 1. Auflage: In: Student, Johann-Christoph (Hrsg.): Das Hospiz-Buch. 4. erw. Auflage. Freiburg im Breisgau 1999.
Kübler-Ross, Elisabeth: Interviews mit Sterbenden. Stuttgart 2001.

Kühlemann, Alexandra von: Sterbehilfe. Eine Studie geltenden Rechtes in Deutschland, Österreich, der Schweiz und den Niederlanden. Aachen 1995.

Küng, Hans: Menschenwürdig sterben. In: Jens, Walter/Küng, Hans (Hrsg.): Menschenwürdig sterben. Ein Plädoyer für Selbstverantwortung. 2. Auflage. München 1998.

Lamp, Ida: Hospiz (Hrsg.): Hospiz-Arbeit konkret. Gütersloh 2001.

Lehmann, Karl/Kock, Manfred: In: Kirchenamt der Evangelischen Kirche in Deutschland (Hrsg.): Sterbebegleitung statt Aktiver Sterbehilfe. Eine Textsammlung kirchlicher Erklärungen. Hannover 2003.

Leyen, Ursula von der: Grußwort der Bundesministerin für Familie, Senioren, Frauen und Jugend, Ursula von der Leyen, anlässlich der 6. Fachtagung der Bundesarbeitsgemeinschaft Hospiz e.V. am 7.10.2006 in Kassel. In: Bundes-Hospiz-Anzeiger. 4. Jg., Ausgabe 20, 2006, S. 10.

Lipp, Volker: Patientenautonomie und Lebensschutz. Zur Diskussion um eine gesetzliche Regelung der „Sterbehilfe". Göttingen 2005.

Lutterotti, Markus von: Sterbebegleitung als Aufgabe des Arztes. In: Student, Johann-Christoph (Hrsg.): Das Hospiz-Buch. 4. erw. Auflage. Freiburg im Breisgau 1999.

Mahrenholz, Ernst Gottfried: Geleitwort. In: Ankermann, Ernst: Sterben zulassen. Selbstbestimmung und ärztliche Hilfe am Ende des Lebens. München 2004.

Mai, Ralf: Die Alten der Zukunft. Eine bevölkerungsstatistische Datenanalyse. Opladen 2003.

MedizInfo: Multimorbidität. Gleichzeitiges Bestehen mehrerer Erkrankungen. Internet: URL http://www.medizinfo.de-/geriatrie/problembereiche/multimorbiditaet.shtml
Datum Zugriff: 07.02.2007 Online.

Mennemann, Hugo: Sterben lernen heißt leben lernen. Sterbebegleitung aus sozialpädagogischer Perspektive. Münster 1998.

MinHWS: Euthanasia. Internet: URL http://www.minvws.nl/en-/themes/euthanasia/
Datum Zugriff: 24.01.2007 Online.

Müller-Busch, Hans-Christof: Wie viele Hospize und Palliativstationen brauchen wir in Deutschland? In: Thieme Verlag (Hrsg.): Zeitschrift für Palliativmedizin. H. 2, 2001, S. 16-19.
Müller-Busch, Hans-Christof: „Wie sollte Sterbehilfe in Deutschland gehandhabt werden?“. In: Forum Public Health. 12 Jg., H. 43, 2004, S. 11-12.
Nager, Frank: „Der Arzt angesichts Sterben und Tod“. In: Ethik in der Medizin. H. 10, 1998, S. 14-25.
Nauck, Friedemann/Klaschik, Eberhard: Die Palliativstation des Malteser Krankenhauses Bonn-Hardtberg. In: Student, Johann-Christoph (Hrsg.): Das Hospiz-Buch. 4. erw. Auflage. Freiburg im Breisgau 1999.
Neuer-Miebach, Therese: Sterbehilfe/Euthanasie. In: Deutscher Verein für öffentliche und private Fürsorge (Hrsg.): Fachlexikon der sozialen Arbeit. 5. Auflage. Frankfurt am Main 2002.
Niethammer, Dietrich: Menschenwürdig sterben aus Sicht eines Arztes. In: Jens, Walter/Küng, Hans (Hrsg.): Menschenwürdig sterben. Ein Plädoyer für Selbstverantwortung. 2. Auflage. München 1998.
Nolte, Renate: Legalisierung aktiver Sterbehilfe auch in Deutschland? Eine Umfrage ermittelt die persönliche Einstellung der Ärztinnen zur aktiven Sterbehilfe. In: Deutsches Ärzteblatt. 101. Jg., H. 7, 2004, S. A 402.
Payk, Theo R.: Töten aus Mitleid? 1. Auflage. Leipzig 2004.
Pöltner, Günther: Grundkurs Medizin-Ethik. 2. Auflage. Wien 2006.
Proctor, Robert N.: Naziärzte, Rassenmedizin und „lebensunwertes Leben“ – Von der Ideologie zur „Euthanasie“. In: Frewer, Andreas (Hrsg.): „Euthanasie“ und die aktuelle Sterbehilfe-Debatte. Die historischen Hintergründe Medizinischer Ethik. Frankfurt am Main 2000.
Radbruch, Lukas/Zech, Detlev: Definition, Entwicklung und Ziele der Palliativmedizin. In: Aulbert, Eberhard (Hrsg.): Palliativmedizin – Die Alternative zur aktiven Sterbehilfe. Zur Euthanasie-Diskussion in Deutschland. Stuttgart 1998.

Ricciardi-von Platen, Alice: Die Wurzeln des Euthanasiegedankens in Deutschland. In: Frewer, Andreas (Hrsg.): „Euthanasie“ und die aktuelle Sterbehilfe-Debatte. Die historischen Hintergründe medizinischer Ethik. Frankfurt am Main 2000.

Rieser, Sabine: „Ethische Schieflage“. Kommerzialisierung von Selbsttötungen soll unter Strafe gestellt werden. In: Deutsches Ärzteblatt. 103. Jg., H. 3, 2006, S. A969.

Rosemeier, Hans Peter: „Auffassungen von Tod und Trauer“. In: Forum Public Health. 12 Jg., H. 43, 2004, S. 2-3.

Sachverständigenrat für die Konzertierte Aktion im Gesundheitswesen: Gesundheitswesen in Deutschland. Sondergutachten. 1. Auflage. Baden-Baden 1996.

Sahm, Stephan: Selbstbestimmung am Lebensende im Spannungsfeld zwischen Medizin, Ethik und Recht. In: Ethik in der Medizin. H. 16, 2004, S. 133-147.

Scheidegger, David: Intensivmedizin und Strebehilfe. Ist die Unterscheidung aktiv/passiv sinnvoll? In: Holderegger, Adrian (Hrsg.): Das medizinisch assistierte Sterben. Zur Sterbehilfe aus medizinischer, juristischer u. theologischer Sicht. Freiburg, Schweiz 1999.

Schell, Werner: Sterbebegleitung und Sterbehilfe. 3., aktualisierte und erweiterte Auflage. Hannover 2002

Schlüter, Wolfgang: Sozialphilosophie für helfende Berufe. 3., aktualisierte Auflage. München 1995.

Schmidt, Kurt W./Verrel, Torsten: Sterbehilfe – kein Thema? In: Schmerztherapeutisches Kolloquium. 19. Jg., Sonderheft 2003, S. 11-13.

Schneider, Catrina E.: Ehrenamtliche Hospizarbeit konkret. In: Lamp, Ida (Hrsg.): Hospiz-Arbeit konkret. Gütersloh 2001.

Schockenhoff, Eberhard: Sterbehilfe und Menschenwürde. Begleitung zu einem „eigenen Tod“. Regensburg 1991.

Schölper, Elke (Hrsg.): Sterbende begleiten lernen. Das Celler Modell zur Vorbereitung Ehrenamtlicher in der Sterbebegleitung. Gütersloh 2004.

Schröder, Christiane: Bevölkerungsmeinung und Sterbehilfe. Ergebnisse einer Studie. In: Die Hospiz-Zeitschrift. 7. Jg., H. 23, 2005, S. 21.

Schulte, Gabriele: Hauptsache schmerzfrei. In: Hannoversche Allgemeine Zeitung. 29.05.2006. Hannover 2006.

Schumann, Felix: Niederlande. In: Bundesarbeitsgemeinschaft Hospiz e.V. (Hrsg.): Helfen am Ende des Lebens. Hospizarbeit und Palliative Care in Europa. Wuppertal 2004.

Simon, Alfred: Die Praxis der aktiven Sterbehilfe in den Niederlanden und Belgien. In: Weber, Friedrich (Hrsg.): Beim Sterben helfen? Hannover 2006.

Sölle, Dorothee: Leiden. Stuttgart 1978.

Spielberg, Petra: Heikle Forderungen. Noch ist offen, ob sich die 46 Mitgliedstaaten des Europarats dafür aussprechen, aktive Sterbehilfe unter bestimmten Voraussetzungen straffrei zu stellen. In: Deutsches Ärzteblatt. 102. Jg., H.1-2, 2005, S. A 28.

Statistisches Bundesamt: Jeder zweite Gestorbene erlag im Jahr 2001 einer Kreislauferkrankung. Pressemitteilung vom 13.01.2003. Wiesbaden 2003.

Statistisches Bundesamt: Jeder vierte Gestorbene erlag im Jahr 2002 einem Krebsleiden. Pressemitteilung vom 27.01.2004. Wiesbaden 2004.

Statistisches Bundesamt: Nahezu jeder zweite Gestorbene erlag 2003 einer Herzkreislauferkrankung. Pressemitteilung vom 14.02.2005. Wiesbaden 2005 a.

Statistisches Bundesamt: Herzkreislauferkrankung wieder häufigste Todesursache. Pressemitteilung vom 02.11.2005. Wiesbaden 2005 b.

Statistisches Bundesamt: Herzkreislauferkrankung bleibt häufigste Todesursache. Pressemitteilung vom 15.09.2006. Wiesbaden 2006 a.

Statistisches Bundesamt: Bevölkerung Deutschlands bis 2050. 11. koordinierte Bevölkerungsvorausberechnung. Wiesbaden 2006 b.

Steinkamp, Norbert/Gordijn, Bert: Ethik in der Klinik - ein Arbeitsbuch. Zwischen Leitbild und Stationsalltag. Neuwied 2003.

Stempin, Lothar: Hospize – eine Antwort auf den Wunsch nach aktiver Sterbehilfe? In: Weber, Friedrich (Hrsg.): Beim Sterben helfen? Hannover 2006.

Strege, Anna-Maria/Busche, Anne: Die Rolle der Sozialarbeiterin. In: Student, Johann-Christoph (Hrsg.): Das Hospiz-Buch. 4. erw. Auflage. Freiburg im Breisgau 1999.
Student, Johann-Christoph (Hrsg.): Das Hospiz-Buch. 4. erw. Auflage. Freiburg im Breisgau 1999.
Student, Johann-Christoph: Soziale Arbeit in Hospiz und Palliative Care. München 2004.
Student, Johann-Christoph: „Hospizleiter kritisiert Stellungnahme des Nationalen Ethikrates zum Thema Sterbebegleitung“. In: Bundes-Hospiz-Anzeiger. 4. Jg., Ausgabe 19, 2006, S. 1.
Suchanek, Andreas: Ökonomische Ethik. Tübingen 2001.
Theilemann, Wilfried: Der Tod geht uns an. In: Weber, Friedrich (Hrsg.): Beim Sterben helfen? Hannover 2006.
Thiele, Felix: Aktive Sterbehilfe. Eine Einführung in die Diskussion. In: Thiele, Felix (Hrsg.): Aktive und Passive Sterbehilfe. München 2005.
Tolmein, Oliver: Neue Gesetze sind keine Lösung. In: Dr. med. Mabuse. 31. Jg., H. 163, 2006, S. 53.
Uhling, Anja/Wolf, Anne: Eine sanfte Revolution. Gespräch mit Johann-Christoph Student. In: Dr. med. Mabuse. 31. Jg., H. 163, 2006, S. 28-31.
Wagner, Elke: Keine Ethik – nirgends? In: Ethik in der Medizin. H. 16, 2004, S. 83-88.
Waller, Heiko: Sozialmedizin. 5., überarbeitete und erweiterte Auflage. Stuttgart 2002.
Weber, Friedrich: Sterbehilfe als Grenzfrage. In: Weber, Friedrich (Hrsg.): Beim Sterben helfen? Hannover 2006.
Wehkamp, Karl-Heinz: Ärztliche Entscheidungen am Lebensende. In: Ethik in der Medizin. H. 9, 1997, S. 160-163.
Weiberg, Frank: Wie sprechen Angehörige über den Tod? In: Dally, Andreas/Ostertag, Martin und Ueberschär, Ellen (Hrsg.): Vom Sterben sprechen. Beiträge der Hospiztagungen 2001 bis 2005 an der Evangelischen Akademie Loccum. Rehburg-Loccum 2006.
Wernstedt, Thela: Sterbehilfe in Europa. Frankfurt am Main 2004.

Wernstedt, Thela: Zwischen Diagnose und Patienten: Ärztinnen und Ärzte. In: Dally, Andreas/Ostertag, Martin und Ueberschär, Ellen (Hrsg.): Vom Sterben sprechen. Beiträge der Hospiztagungen 2001 bis 2005 an der Evangelischen Akademie Loccum. Rehburg-Loccum 2006.

Wiedemann, Renate: Die Anfänge der deutschen Hospizbewegung. In: Student, Johann-Christoph (Hrsg.): Das Hospiz-Buch. 4. erw. Auflage. Freiburg im Breisgau 1999.

Wikipedia Enzyklopädie: Multimorbidität. Internet: URL http://de.wikipedia.org/wiki/Multimorbidität – Datum Zugriff: 07.02.2007 Online.

Willenbrink, Hans-Joachim: Ist der Ausbau der Palliativmedizin eine Alternative zur Forderung nach vorzeitiger Beendigung des Lebens? In: Dally, Andreas/Ostertag, Martin und Ueberschär, Ellen (Hrsg.): Vom Sterben sprechen. Beiträge der Hospiztagungen 2001 bis 2005 an der Evangelischen Akademie Loccum. Rehburg-Loccum 2006.

Wils, Jean-Pierre: Anmerkungen zur Geschichte des Sterbens. In: Holderegger, Adrian (Hrsg.): Das medizinisch assistierte Sterben. Zur Sterbehilfe aus medizinischer, juristischer und theologischer Sicht. Freiburg, Schweiz 1999.

Winau, Rau: „Der eigene und der fremde Tod. Wandlungen der Einstellung zu Tod und Sterben in der europäischen Geschichte". In: Forum Public Health. 12. Jg., H. 43, 2004, S. 4-5.

Witterstätter, Kurt: Soziale Sicherung. Eine Einführung für Sozialarbeiter/Sozialpädagogen mit Fallbeispielen. 6., überarbeitete und erweiterte Auflage. Neuwied 2003.

Wuermeling, Hans-Bernhard: Ein Nürnberger Kodex 1997. Zur Medizinethik 50 Jahre nach dem Nürnberger Ärzteprozeß. In: Ethik in der Medizin. H. 9, 1997, S. 156-159.

Zentrale Ethikkommission zu Wahrung ethischer Grundsätze in der Medizin: Ethikberatung in der klinischen Medizin. In: Deutsches Ärzteblatt. 103. Jg., H. 24, 2006, S. A 1703 – A 1707.

Zimmermann-Acklin, Markus: Das niederländische Modell – ein richtungsweisendes Konzept? In: Holderegger, Adrian (Hrsg.): Das medizinisch assistierte Sterben. Zur Sterbehilfe aus medizinischer, juristischer und theologischer Sicht. Freiburg, Schweiz 1999.

7. Anhang

M 1

DIGNITAS
Menschenwürdig leben
Menschenwürdig sterben

Postfach 9
CH-8127 Forch
Telefon national 044 980 44 59
International +41 44 980 44 59

Exp.: Postfach 9, CH-8127 Forch

Herrn
XXXXXXXXXX

23. Oktober 2006

Sehr geehrter Herr XXXXXXXXXX,

Gerne senden wir Ihnen hier Informationen über unsere Organisation DIGNITAS. Wie Sie aus den Unterlagen ersehen, hat DIGNITAS den Zweck, seinen Mitgliedern ein menschenwürdiges Leben wie auch Sterben zu sichern.

Wo immer der Anspruch unserer Mitglieder auf Beachtung ihrer Menschenwürde im Leben und im Sterben als bedroht betrachtet werden muss, leistet DIGNITAS im Rahmen seiner Möglichkeiten durch Rat und Tat wirksame Hilfe.

Wir sind gerne bereit, Ihre zusätzlichen Fragen zu beantworten. Sie erreichen uns am besten zu Bürozeiten unter der oben aufgeführten Telefonnummer. Da wir gelegentlich ausserhalb des Büros tätig sind, kann es vorkommen, dass Ihr Anruf durch unseren Anrufbeantworter entgegengenommen wird. Geben Sie in diesem Fall bitte Ihre Telefonnummer an, damit wir Sie zurückrufen können.

Mit freundlichen Grüßen
DIGNITAS
Menschenwürdig leben - Menschenwürdig sterben
Der Generalsekretär
Ludwig A. Minelli

Beilage

M 2

DIGNITAS
Menschenwürdig leben
Menschenwürdig sterben

Mitgliedschaft bei DIGNITAS

Sehr geehrte Interessentin, sehr geehrter Interessent

Danke für Ihr Interesse an DIGNITAS. Der schweizerische Verein «DIGNITAS –Menschenwürdig leben – Menschenwürdig sterben» nimmt seit 1. November 2005 keine in Deutschland wohnhaften Personen als Direktmitglieder auf. Wir bitten Sie, sich bei DIGNITAS-Deutschland anzumelden und legen Ihnen die entsprechenden Anmeldeunterlagen bei.

Auf Grund einer Vereinbarung zwischen DIGNITAS in der Schweiz und DIGNITAS-Deutschland haben Mitglieder von DIGNITAS-Deutschland einen Anspruch darauf, von der Schweiz aus beraten zu werden und Hilfe zu erhalten, wie wenn sie in der Schweiz Mitglied wären. Ein Anspruch auf Vereinszugehörigkeit besteht laut Statuten beider Vereine nicht.

Die Mitgliedschaftskosten in Deutschland sind höher als jene in der Schweiz, weil die Zielsetzung des deutschen Vereins klar darauf gerichtet ist, durch entsprechenden öffentlichen Einsatz die Verhältnisse in Deutschland so zu verändern, dass künftig auch dort Menschen in ihren eigenen Räumen würdig bei einem Suizid begleitet werden können. Dies erfordert einen entsprechenden finanziellen Einsatz. Wer für sich selbst eine solche Hilfe in Anspruch nimmt, dürfte wohl auch Verständnis dafür haben, dass dies allgemein durchgesetzt werden sollte. Das Anstreben des erwähnten hohen Zieles erfordert tätige Solidarität mindestens im Bereich des Finanziellen. Wir sind überzeugt, dass Sie unsere Argumentation nicht nur verstehen, sondern auch billigen.

M 3

DIGNITAS
Menschenwürdig leben
Menschenwürdig sterben

Was kostet die Mitgliedschaft bei DIGNITAS-Deutschland?
Die Gründungsversammlung vom 26. September 2005 in Hannover hat einstimmig die folgenden Mitgliederbeiträge beschlossen:

Ordentliche Beiträge	
Aufnahmegebühr	**95,00 EUR**
Monatsbeiträge	
pro Monat für die ersten zwei Kalenderjahre	**16,00 EUR**
pro Monat für das dritte und vierte Kalenderjahr	**12,00 EUR**
pro Monat ab dem fünften Kalenderjahr	**08,00 EUR**

Ermässigte Beiträge
A. für jüngere Jahrgänge

Wer vor Vollendung des 40. Altersjahres dem Verein beitritt,	
entrichtet eine ermässigte Aufnahmegebühr von lediglich	**55,00 EUR**
sowie einen ermässigten Monatsbeitrag von lediglich	**08,00 EUR**

B. für Personen, die in bescheidenen finanziellen Verhältnissen leben
Wer in bescheidenen finanziellen Verhältnissen lebt, kann Antrag auf Ermässigung oder Erlass der Aufnahmegebühr und des Monatsbeitrages stellen.

Bezug der Gebühren und Beiträge
Zur Vermeidung von Kosten werden die Beiträge ausschliesslich durch Abbuchung auf einem vom Mitglied zu nennenden Bank- oder Postbank-Konto vierteljährlich bezogen. Ohne Einzugsermächtigung ist eine Mitgliedschaft ausgeschlossen.

Wie hängt DIGNITAS-Deutschland mit der Schweiz zusammen?
Der Verein «DIGNITAS-Deutschland» e.V. ist ein in Hannover eingetragener Verein deutschen Rechts. Er bezweckt, auf dem Wege der Rechtsfort-

M 4

DIGNITAS
Menschenwürdig leben
Menschenwürdig sterben

entwicklung in Deutschland die Möglichkeit zu schaffen, dass Menschen, die ihr Leben aus zureichenden Gründen beenden möchten, dies in ihrer eigenen Wohnung gefahrlos und begleitet tun können. Es soll in Deutschland die moderne schweizerische Form der Sterbehilfe bald einmal möglich werden.

Personen, die in Deutschland wohnen und die dem Verein «DIGNITAS-Deutschland» beitreten, erhalten auf Grund einer Vereinbarung zwischen DIGNITAS-Deutschland und dem Schweizer Verein «DIGNITAS - Menschenwürdig leben – Menschenwürdig sterben» einen unbedingten persönlichen Anspruch daran, von DIGNITAS in der Schweiz direkt beraten zu werden und auch dort einen begleiteten Suizid erhalten zu können, so lange dieser in Deutschland nicht möglich ist. Die Entschädigung für den Aufwand für die Beratung in der Schweiz ist in den deutschen Mitgliederbeiträgen enthalten.

Wer dann in der Schweiz einen begleiteten Suizid mit Hilfe von DIGNITAS in der Schweiz durchführen möchte, bezahlt somit in der Schweiz keine ordentlichen Mitgliederbeiträge. Hingegen werden dort dann die folgenden Sonderbeiträge und Zahlungen fällig:

- für eine Vorbereitung eines begleiteten Suizids CHF 1'000.– ;
- für eine Durchführung eines begleiteten Suizids CHF 1'000.– ;
- für die Behördengänge nach einem begleiteten Suizid CHF 1'000.–;
- für Arztkosten bis zu CHF 500.–;
- für eine allfällige Kremation zwischen CHF 1'400.– und 2'000.–.

M 5

DIGNITAS
Menschenwürdig leben
Menschenwürdig sterben

Was bezweckt DIGNITAS-Deutschland?

Immer mehr Menschen fragen sich, ob sie im **Alter** oder bei **fortschreitendem körperlichem oder geistigem Verfall** wirklich **zum Weiterleben gezwungen** werden dürfen, wenn sie ihren Zustand **von sich selbst aus gesehen als für nicht mehr menschenwürdig** erachten.

Die deutsche **Politik, Kirchen, Medizin** und die Krankenhaus-Industrie missachten diese Frage in vielen Fällen seit Jahrzehnten. Dies, obschon **auch grosse Schattenseiten** des Fortschritts der Medizin in den letzten Jahrzehnten immer deutlicher spürbar geworden sind.

Die Diskussion um die Frage, ob Ärzte, Krankenhäuser, Alten- und Pflegeheime **Patientenverfügungen** strikte beachten müssen, hat gezeigt, dass Ärzteverbände, Kirchen und einzelne politische Parteien noch immer meinen, **mündige Menschen in solchen Situationen bevormunden** zu müssen.

Dabei stehen unausgesprochen immer auch ungewöhnlich **grosse Geld-Interessen** mit auf dem Spiel: Ärzte, Krankenhäuser, Alten- und Pflegeheime sowie Hospize machen angesichts des stets noch zunehmenden Anteils betagter Menschen an der gesamten Bevölkerung **ständig steigende Umsätze.** Es sind auch solche **finanzielle Interessen,** die bislang einer **vernünftigen Lösung** dieser Fragen in Deutschland im Wege stehen.

DIGNITAS-Deutschland will dem gegenüber, dass künftig kein mündiger Mensch mehr sein **Selbstbestimmungsrecht** irgendwelchen Institutionen abgeben muss, die an ihm oft auch horrend Geld verdienen, oder dass er es gar auf dem Altar einer Religion opfern muss.

DIGNITAS-Deutschland will, dass es kein Kunststück ist, eine **einfache und klare Patientenverfügung** aufzustellen, die immer **bedingungslos Gültigkeit** hat, wenn der Mensch, der sie aufgestellt hat, sich wegen einer schweren Krankheit, eines Unfalls oder Suizidversuchs **nicht mehr äußern** kann.

DIGNITAS-Deutschland will, dass ein Mensch, der wegen hohen Alters erheblicher Beschwerden zufolge von Krankheiten, oder auch deswegen, weil

M 6

DIGNITAS
Menschenwürdig leben
Menschenwürdig sterben

er fürchtet, in einem Alten oder Pflegeheim seine restliche Gesundheit einzubüssen und seine Autonomie zu verlieren, sein Leben **risikolos** und **friedlich** im Kreise seiner Angehörigen und Freunde beenden kann, anstatt dass er eine **gewaltsame Methode** für eine einsame Selbsttötung anwenden muss.

DIGNITAS-Deutschland will, dass das **vernünftige System, das** in der **Schweiz** seit langem gut funktioniert, wenn möglich **sogar verbessert** endlich auch in der Bundesrepublik Deutschland **zugelassen** wird.

DIGNITAS-Deutschland will, dass Deutsche nicht mehr ins Ausland fahren müssen, wenn sie ihr Leben selbst risikofrei beenden möchten.

Soll Hilfe zum Sterben in Deutschland weiterhin verboten bleiben?

Seit langen Jahren wird in Deutschland von vielen Menschen verlangt, dass endlich eine **vernünftige Möglichkeit zur Sterbehilfe** geschaffen wird. Umfragen zeigen seit Jahrzehnten ähnliche Werte: Zwischen 66 und 80 Prozent aller Menschen möchten allenfalls ihr Leben aus eigenem Entschluss beenden können, wenn es für sie **zu beschwerlich** oder **schmerzhaft** wird. Dabei wurde in der Regel gefordert, der Arzt solle einem Patienten dann, wenn dieser es verlangt, «**die Spritze geben** dürfen».

Den **Gegnern** der Sterbehilfe ist es allerdings **leicht gemacht** worden, mit **schwerem Geschütz** gegen diese Forderung aufzufahren: Das Begehren um Zulassung **aktiver Sterbehilfe** müsse wegen der **Euthanasie** der **Nazis** abgelehnt werden.

Aktive Sterbehilfe bedeutet eben immer, dass **ein Mensch einen anderen Menschen tötet.** Damit würde das wohl **stärkste** und auf der Welt am **weitesten verbreitete Tabu** verletzt.

Dass Ärzte sich dagegen zur Wehr setzen, kann man eigentlich recht gut verstehen: Sie haben es sich schliesslich zum **Beruf** gemacht, **Kranke zu heilen oder Beschwerden zu lindern.** Das **Töten** eines Patienten gehört nicht zu ihrem Auftrag.

M 7

DIGNITAS
Menschenwürdig leben
Menschenwürdig sterben

Früher waren Ärzte ohnehin an einem **Sterbebett** nicht zu finden: Ihre **Kunst** fand schon am Beginn auch eines langsamen Sterbeprozesses ihr **Ende.** Gefragt war dann nur noch der **Apotheker**, der mit einer **Opium-Zubereitung** – dem «Theriak» –helfen konnte, dass ein Mensch seine letzten Tage und Stunden einigermassen aushalten konnte.

Erst dank der Fortschritte der Arzneimittel-Wissenschaft änderte sich dies. Von da an waren nun die Ärzte auch für die Sterbephase zuständig.

Aber: Praktisch alle heute in Deutschland tätigen Ärzte haben während ihres Studiums von diesem **neuen Zweig der Palliativmedizin nichts gehört.**

Dabei wird vor allem mit hoch dosierten Schmerzmitteln auf der Basis von Präparaten, die aus Opium gewonnen werden, gearbeitet. Doch der Umgang mit diesen **potenten Schmerzmitteln** gehört auch heute noch kaum je zum Pflichtstoff medizinischer Fakultäten der deutschen Universitäten. Zurzeit (2005) gibt es nur an zwei deutschen Universitäten überhaupt einen Lehrstuhl für Palliativmedizin: Bonn und Aachen.

Zu einer **effizienten Schmerztherapie** allein bei Krebskranken müssten 80 kg Morphin pro 1 Million Einwohner in der Bundesrepublik, gemessen an der Zahl der Krebskranken, verbraucht werden. Tatsächlich sind es nur knappe 18 kg – **22,5 %.** Damit aber liegt Deutschland im europaweiten Vergleich weit hinten. Kein Wunder: Nur jeder **zweite Arzt** in Deutschland besitzt überhaupt einen Betäubungsmittel-Rezeptblock!

Solange dieses Verhältnis nicht vernünftig wird, bleibt die **Forderung nach Hilfe zum Sterben** brandaktuell.

Die Schweizer sind ein Volk von Vernünftigen

Es war der Begründer der **Paneuropa-Bewegung**, Richard Graf Coudenhove-Kalergi, der dies von den Schweizern gesagt hat.
Betrachtet man deren Lösung des Sterbehilfe-Problems, kann man dies wieder einmal bestätigen. Sie haben es nämlich fertig gebracht, Menschen, die

M 8

DIGNITAS
Menschenwürdig leben
Menschenwürdig sterben

ihr Leben aus zureichenden Gründen beenden möchten, zu helfen, **ohne dass deswegen das Tötungs-Tabu verletzt werden muss.**

Genau so wie in der Bundesrepublik Deutschland ist es in der Schweiz eine Straftat, dass ein Mensch einen anderen tötet, selbst wenn dieser flehentlich darum bittet. „Tötung auf Verlangen" gleich aktive Sterbehilfe wird mit Freiheitsstrafe bedroht.

In der Schweiz ist es aber im Gegensatz zu Deutschland möglich, einem Menschen zu einer **risikofreien** und **schmerzlosen** Selbsttötung zu verhelfen. Schweizer Ärzte dürfen einem Patienten eine **tödliche Dosis** eines heute nur noch sehr eingeschränkt erhältlichen **Barbiturats** verschreiben. Dieses führt nach zwei bis fünf Minuten zum Einschlafen, bewirkt dann ein tiefes Koma, und schliesslich stoppt es die Atmung. Dadurch wird ein **natürliches Sterben** eingeleitet: Die Sauerstoff-Zufuhr wird während der Bewusstlosigkeit beendet, so dass im Körper die Kohlensäure zunimmt.

Voraussetzung ist, dass jemand diese Hilfe **nicht aus «selbstsüchtigen Beweggründen»** leistet; sonst droht Freiheitsstrafe bis zu fünf Jahren.

Wo aber steht Deutschland?

In Deutschland verbietet **privates ärztliches Standesrecht** den Ärzten, solche Rezepte zu schreiben, und es hält in Deutschland schwer, den nötigen **Wirkstoff** zu beschaffen.

Zwar durfte **Prof. Hackethal** seiner schwer missgestalteten und leidenden Patientin das grauenhafte Gift Zyankali aushändigen. Er musste sie dann aber vor dessen Einnahme allein lassen, und ein solcher Gifttod ist schrecklich: Zyankali verursacht **Atemnot**, **Erbrechen** und **Krämpfe**. Da hat das deutsche Recht bezeichnenderweise nichts dagegen! Es lässt eben nur **grausame** Suizidmethoden zu und verlangt sogar, dass man auf diese Weise Sterbende allein lassen muss: Wer dem Sterbenden die Hand halten würde, müsste mit strafrechtlicher Verfolgung rechnen. Wann gab es zuletzt in Deutschland ähnlich **perverses** Recht? Und weswegen dulden deutsche Politiker diese menschenfeindliche Situation?

M 9

DIGNITAS
Menschenwürdig leben
Menschenwürdig sterben

DIGNITAS-Deutschland will diese Situation ändern. Wir wollen, dass in Deutschland ebenfalls die **sanfte Schweizer Methode** des gewollten Abschieds möglich wird.

Dazu ist viel Öffentlichkeitsarbeit erforderlich. Zwar muss man nicht mehr das Volk überzeugen; längst sind dessen **klare Mehrheiten** in dieser Frage dokumentiert, zuletzt von Bundespräsident **Horst Köhler.**

Ein solcher Kampf ist nicht gratis zu haben. Er braucht **entschlossenen Einsatz** und angesichts **des mangelnden Ethos** eines Teils **der Meinungselite** einen langen Atem.

Geht es wirklich um den Schutz des Lebens?

Vor allem weltanschaulich eng gebundene **Meinungsführer** in Politik, Kirchen und Medizin behaupten, sie würden jede Sterbehilfe deshalb bekämpfen, weil sie sich **für das Leben einsetzten.**

Das ist **reine Heuchelei** und leicht zu widerlegen: Wo sind die Anstrengungen der ob dieser dreisten Lüge **nicht einmal rot werdenden** Geistesgrößen, wenn es darum geht, die gewaltige Zahl der **Selbsttötungen** –bis zu **12'000 im Jahr** in Deutschland – und jene der **gescheiterten Suizid-Versuche** – möglicherweise **bis zu 588'000 im Jahr** in Deutschland! – zu verringern? **Keiner hat dort je erfolgreich gewirkt.**

Diese Leute gehen im Gegensatz zum Grundgesetz noch immer vom Satz aus, eine Selbsttötung dürfe **keineswegs** erfolgen. Damit bewirken sie, dass das **Suizidthema ein eigentliches Tabu-Thema** bleibt. Niemand, der an die eigene Beendigung des eigenen Lebens denkt, wird deshalb eine **echte Chance** haben, deswegen hilfreichen Rat einzuholen. Wer sich einem Arzt anvertraut, muss gewärtigen, in die Psychiatrie versenkt und mit **Psychopharmaka** zugeschüttet zu werden. Also bewegen sich diese Menschen in einer **immer enger werdenden Spirale** und finden **keinen Ausweg** aus ihren dunklen Gedanken.

Hätten diese Menschen die Chance, sich **angstfrei** mit anderen Menschen, insbesondere ausgebildeten Beratern, besprechen zu können, wäre vielen vor

DIGNITAS
Menschenwürdig leben
Menschenwürdig sterben

einem ersten und oft folgenreichen Selbsttötungs-Versuch zu helfen. Dies besonders dann, wenn eine Beratungsstelle **glaubhaft** erscheint. Das ist dort der Fall, wo sie – wenn wirklich der Tod für einen Menschen die beste Lösung ist – einen risikofreien und schmerzlosen Suizid anbieten kann.

Die Situation ist **ganz ähnlich** wie beim **Schwangerschaftsabbruch**: Legalisieren, Liberalisieren, Beraten und Aufklären waren dort die Instrumente, die zu einer **Vernunft-Lösung** eines bislang sehr schwerwiegenden gesellschaftlichen Problems geführt haben.

Den Menschen in Deutschland eine Chance geben!

Sie haben es in der Hand, den betroffenen Menschen in Deutschland eine **Chance,** in seltenen Extremfällen ihr Leben ohne Angst, ohne Risiko und ohne Schmerzen **zurückgeben** zu können.

Wie? Indem Sie **Mitglied des Vereins DIGNITAS-Deutschland** werden und sich dadurch **solidarisch** mit anderen Menschen zeigen. Sie fördern die Menschlichkeit mit Ihren Beiträgen und Ihren Spenden.

Die Mitgliedschaft bei DIGNITAS-Deutschland verschafft ihnen, solange das perverse deutsche Recht nicht geändert ist, **außerdem einen erleichterten Zugang zur vernünftigen Schweizer Lösung.**

Bislang hat die Politik gezögert, das Thema auch nur zu diskutieren. **Zögern wenigstens Sie nicht länger und zeigen Sie damit, dass auch in Deutschland das Volk Souverän ist und die Richtung bestimmt!**

M 11

DIGNITAS
Menschenwürdig leben
Menschenwürdig sterben

Voraussetzungen

Damit die Dienstleistung des begleiteten Freitodes in Anspruch genommen werden kann, muss jemand

- urteilsfähig und
- minimale körperlich aktionsfähig und
- Mitglied von DIGNITATE–Deutschland sein

Da die Mitwirkung eines schweizerischen Arztes für die Erlangung eines entsprechenden Medikamentes erforderlich ist, ist weitere Voraussetzung:

- eine zum Tode führende Krankheit; oder /und
- eine unzumutbare Behinderung; oder /und
- nicht beherrschbare Schmerzen.

Freitodbegleitung für Personen aus dem Ausland

Eine Freitodbegleitung für Personen aus dem Ausland ist in Zürich, in der Wohnung von DIGNITAS möglich. Vorgängig sind in dieser Reihenfolge die nachstehend aufgeführten einzelnen Schritte zu unternehmen:

- Erwerb der Mitgliedschaft bei DIGNITATE-Deutschland
- Richten eines Freitodgesuches am DIGNITAS in der Schweiz

Grundsätzlich besteht ein Gesuch aus folgenden Unterlagen

- Ein persönlicher Brief, möglichst mit Schreibmaschine geschrieben, in dem Sie DIGNITAS um Freitodbegleitung ersuchen, und in dem Sie die Gründe für Ihre Absicht schildern als auch Ihre derzeitige gesundheitliche Situation und wie Sie diese erleben.

DIGNITAS
Menschenwürdig leben
Menschenwürdig sterben

- Einen Lebensbericht, der über Ihre familiäre Situation Auskunft gibt; darüber, ob und wie weit Sie von ihren Nächsten in Ihrem Wunsch um Freitod unterstützt werden und ob diese Sie allenfalls bei Ihrer Reise in die Schweiz begleiten würden. Aus dem Lebensbericht soll sich DIGNITAS ein Bild über Ihre Persönlichkeit und die familiären Umstände machen können und er hilft den Ärzten bei der Beurteilung Ihres Gesuches.

- Einen oder mehrere aktuelle und, falls vorhanden, zwei bis drei ältere medizinische Berichte mit substantiellen Informationen über Anamnese, Diagnose, falls möglich Prognose und Behandlungen/Maßnahmen. Das Datum des jüngsten Berichtes darf nicht älter als 4 Monate zurückliegen, und die Berichte sollten gut leserlich eingereicht werden. Bitte schicken Sie uns weder Bilder noch Laborberichte.

Sobald DIGNITAS im Besitz Ihres vollständigen Gesuches ist, wird dieses zur Begutachtung an einen der Ärzte, die mit DIGNITAS zusammenarbeiten, weitergereicht. Über den Entscheid dieser Begutachtung werden Sie schriftlich informiert. Alle weiteren Schritte sowie das weitere Vorgehen werden dann in telefonischen Gesprächen eingehend besprochen.

Begleitung durch Angehörige

DIGNITAS wünscht und begrüßt es, wenn Angehörige bei der Freitodbegleitung anwesend sind. **Angehörige sollten ohnehin immer rechtzeitig in die Entscheidungsfindung um einen Freitod einbezogen werden.** Je früher sie sich mit dem Gedanken auseinandersetzen können, desto eher können sie einem Freitod selber auch zustimmen Wer sich ohne rechtzeitige Information der Angehörigen aus dem Leben gewissermaßen «davonschleicht», verletzt seine Angehörigen. Er provoziert damit oft auch eine Wut, die sich gegen DIGNITAS richten kann, was nicht fair wäre. DIGNITAS ist der Auffassung, dass Angehörige einen Anspruch darauf haben, Abschied nehmen zu können. Sie sollten auch selbst entscheiden können, ob

DIGNITAS
Menschenwürdig leben
Menschenwürdig sterben

sie bei der Freitodbegleitung anwesend sein möchten. Dieses Abschiednehmen ermöglicht jeweils einen überaus friedlichen Zustand und eine gute psychische Verarbeitung des Verlusts des Angehörigen.

Falls keine Angehörigen bei der Begleitung dabei sind, stellt DIGNITAS zwei Begleitpersonen.

DIGNITAS darf kein Medikament aus der Hand geben

Gelegentlich werden wir von Personen im Ausland gefragt, ob wir ihnen denn nicht das Mittel für den Freitod (Natrium-Pentobarbital / NaP) aushändigen können. Es steht jedoch auf der Liste der Betäubungsmittel; demzufolge ist der Umgang mit diesem Stoff stark reglementiert. In der Schweiz ist er zwar mit einfachem Rezept eines patentierten Arztes, der in der Schweiz über eine Praxisbewilligung verfügt, noch erhältlich; unseres Wissens bestehen nur wenige Apotheken, welche den Stoff vorrätig halten. Ein derartiges Rezept darf von einem schweizerischen Arzt nur dann ausgestellt werden, wenn er den Patienten gesehen und - so verlangt es jedenfalls der Zürcher Kantonsarzt - «untersucht» hat. Das bedeutet, dass jemand, der mit unserer Hilfe aus dem Leben scheiden möchte, auf jeden Fall in der Schweiz einen Arzt gesehen haben muss.

Des Weiteren kann eine Organisation, wie wir sie darstellen, keinesfalls ein solches Mittel aus den Händen geben. Es ist immer ein Mitglied unseres Freitod-Begleiter-Teams, welches in einem konkreten Fall das Mittel beim vereinbarten Termin für den Freitod mitbringt. Da der Transport von NAP über die schweizerisch-ausländische Grenze erschwert oder den Tatbestand des Betäubungsmittel-Schmuggels erfüllen würde, können wir damit nicht ins Ausland reisen. Eine Abgabe von NaP an jemand, welcher den Schmuggel seinerseits durchführen würde, hätte ebenfalls rechtliche Konsequenzen; letztlich würde ein solches Vorgehen möglicherweise sogar dazu führen, dass auch die schweizerische Gesetzgebung verschärft und so auch unsere

DIGNITAS
Menschenwürdig leben
Menschenwürdig sterben

Tätigkeit innerhalb der Schweizer Grenze erschwert oder unmöglich gemacht würde.

Freitodbegleitungen bei mentalen Erkrankungen

DIGNITAS konnte früher Personen mit psychischen Krankheiten durch Freitod-Begleitung helfen, weil einer der Ärzte, die mit uns zusammen arbeiten, bereit war, in solchen Fällen das benötigte Rezept auszustellen. Vor einiger Zeit hat jedoch die Gesundheitsbehörde gegen diesen Arzt ein Gerichtsverfahren eingeleitet sowie die Warnung abgegeben, jedem Arzt, der in solchen Fällen hilft, die Zulassung zu entziehen.

Das hat leider zur Folge, dass wir – zumindest zurzeit – keine Möglichkeit haben, Ihnen eine Freitod-Begleitung anbieten zu können. Wir hoffen jedoch, dass das Hindernis in naher Zukunft beseitigt sein wird. DIGNITAS kämpft für das Recht aller – unabhängig von einer physischen oder psychischen Erkrankung – auf einen risikolosen und schmerzfreien Suizid, wenn es keine Möglichkeit zur Verbesserung der Lebensqualität mehr gibt.

M 15

Klinisches Ethik-Komitee (KEK)
der Medizinischen Hochschule Hannover

Präambel

Zielsetzung des Klinischen Ethik-Komitees

Das KEK soll einen Beitrag zur Kultur der MHH und zum Klima und Stil in der Patientenversorgung leisten. Es trägt dazu bei, dass insbesondere Verantwortung, Selbstbestimmungsrecht, Vertrauen, Respekt, Rücksicht und Mitgefühl als gelebte moralische Werte die Entscheidungen und den Umgang an der MHH prägen. Das KEK ist unabhängig und dient der Beratung, Orientierung und Information. Damit trägt es einerseits zur Identitätsbildung innerhalb der MHH bei, andererseits dient es der Darstellung der MHH gegenüber der Öffentlichkeit.

Das KEK stellt ein Forum für schwierige und kontroverse moralische Entscheidungen bereit. Es bietet die Chance, in interdisziplinärer und systematischer Weise anstehende oder bereits getroffene Entscheidungen in den Bereichen Medizin, Pflege, Organisation und Ökonomie ethisch zu reflektieren und aufzuarbeiten.

Den Mitarbeiterinnen und Mitarbeitern des Hauses sowie den Patientinnen und Patienten und ihren Angehörigen gibt es die Zusage, dass Gewissensnöte oder das Leiden an nicht annehmbar erscheinenden Situationen und Strukturen im gemeinsamen Gespräch gehört werden und ein Beitrag zu deren Änderung geleistet wird. Damit soll sowohl die Zufriedenheit der Patientinnen und Patienten mit ihrer Versorgung als auch die Zufriedenheit der Mitarbeiterinnen und Mitarbeiter mit ihrer jeweiligen Arbeitssituation erhöht werden.

Das KEK soll vorrangig die moralische Kompetenz vor Ort verbessern helfen und somit verhindern, dass Entscheidungen an das Komitee delegiert werden. Der Stärkung des moralischen Bewusstseins und des Verantwortungsgefühls in der Patientenbetreuung dienen vor allem die Sensibilisierung aller Mitarbeiterinnen und Mitarbeiter für die moralische Dimension verschiedener medizinischer, pflegerischer, ökonomischer und institutioneller Aspekte, die Information und Weiterbildung in diesen Fragen, das konkrete Einüben ethischen Argumentierens, die Beratung in individuellen Konfliktsituationen und die Diskussion und Erarbeitung von Leitlinien für die MHH.

Satzung des Klinischen Ethik-Komitees (KEK)

§ 1 Status
Die Medizinische Hochschule Hannover hat auf Empfehlung der Klinikkonferenz vom 13.12.2000 ein Klinisches Ethik-Komitee eingerichtet. Es trägt die Bezeichnung:

Klinisches Ethik-Komitee der Medizinischen Hochschule Hannover (KEK).
Seine Mitglieder sind bei der Wahrnehmung ihrer Aufgaben unabhängig und an Weisungen nicht gebunden. Sie sind nur ihrem Gewissen verantwortlich.

§ 2 Aufgaben
Die Mitglieder des KEK nehmen ihre Aufgaben entsprechend der Zielsetzung der Präambel wahr. Sie beraten darüber hinaus den Vorstand Krankenversorgung und die Klinikkonferenz in ethischen Grundsatzfragen.

§ 3 Zusammensetzung
Das KEK besteht aus bis zu 20 Mitgliedern, von denen mindestens drei nicht der MHH angehören sollen.
Die Mitglieder werden auf Vorschlag des KEK, der Patienten versorgenden Abteilungen der MHH und von externen Institutionen unter Berücksichtigung der für die Beratungstätigkeit relevanten Perspektiven benannt. Sie werden vom Vorstand Krankenversorgung nach Beratung in der Klinikkonferenz berufen.
Die Amtszeit der Mitglieder beträgt drei Jahre, erneute Berufungen sind zulässig.
Das KEK kann eigenverantwortlich interne und externe Expertinnen / Experten beratend hinzuziehen.

§ 4 Vorstand des KEK
Das KEK wählt aus seiner Mitte für jeweils drei Jahre eine/n Vorsitzende/n und zwei Stellvertreter/innen, sie bilden den Vorstand.
Im Vorstand müssen der ärztliche Dienst, die Pflege sowie beide Geschlechter vertreten sein.
Dieser Vorstand vertritt das Klinische Ethik-Komitee innerhalb der MHH sowie nach außen.

Die Geschäftsführung des Klinischen Ethik-Komitees wird durch den Vorsitzenden/die Vorsitzende wahrgenommen. Die Vorsitzende/der Vorsitzende kann zu seiner Entlastung weitere Mitglieder des Komitees vorübergehend oder ständig mit Aufgaben betrauen.

Der Vorstand gibt sich eine Geschäftsordnung. Diese ist von den Mitgliedern mit einfacher Stimmenmehrheit zu beschließen.
Der/die Vorsitzende legt dem Vorstand Krankenversorgung und der Klinikkonferenz jährlich einen mit den Mitgliedern abgestimmten Bericht über die Arbeit des KEK vor.

§ 5 Antragstellung / Ethikberatung

Das Klinische Ethik-Komitee wird auf Antrag tätig.

Antragsberechtigt sind alle an der Patientenversorgung beteiligten und davon betroffenen Personen, insbesondere Mitarbeiter/innen und Patienten-/innen der MHH sowie deren Angehörige. Darüber hinaus können sich die Gremien und die zugeordneten Einrichtungen der MHH an das Klinische Ethik-Komitee wenden. Die Antragstellung erfolgt mündlich oder schriftlich.

Anträge werden direkt oder über ein Mitglied des Komitees an den Vorstand gerichtet.
Eine Fallberatung wird von mindestens drei Mitgliedern des Komitees (möglichst ärztliche, pflegerische und externe Perspektive sowie beide Geschlechter) durchgeführt. Ausnahmefälle für eilige Beratungsanfragen regelt die Geschäftsordnung. Die Ethikberatung entspricht einem Konsil im Rahmen der Patientenversorgung.
Ein Bericht mit dem Ergebnis der Beratung wird dem Antragsteller/der Antragstellerin in der Regel schriftlich mitgeteilt.

Die Beratungsergebnisse des Klinischen Ethik-Komitees stellen moralisch reflektierte Handlungsempfehlungen dar. Sie entbinden die verantwortlich Handelnden nicht von ihrer individuellen Entscheidungspflicht und der damit zu übernehmenden Verantwortung.

Die Stellungnahme des Klinischen Ethik-Komitees gilt jeweils nur für den vorgelegten Antrag.

§ 6 Leitlinien

Das KEK kann entsprechend der Zielsetzung der Präambel Leitlinien für den ethischen Umgang mit wiederkehrenden klinischen Problemsituationen entwickeln.

Die Leitlinien dienen als begründete Orientierung für die Urteilsbildung im konkreten Einzelfall medizinischer und pflegerischer Entscheidungen.

Die vom KEK erstellten Leitlinien bedürfen der Genehmigung der Klinikkonferenz und des Vorstands der MHH.

§ 7 Beschlüsse

Das Komitee ist beschlussfähig, wenn mindestens die Hälfte der Mitglieder anwesend ist. Es fasst seine Beschlüsse möglichst im Konsens. Wird ein solcher nicht erreicht, entscheidet die einfache Mehrheit. Stimmenthaltung gilt als Ablehnung, bei Stimmengleichheit entscheidet der/die Vorsitzende.

Darüber hinaus sind Eilentscheidungen des/der Vorsitzenden bzw. des Vorstands zulässig. Die Eilbedürftigkeit sowie die Entscheidung sind in der nächsten Sitzung mitzuteilen.

Jedes Mitglied hat das Recht im Einzelfall wegen persönlicher Befangenheit nicht an einer Beratung und Beschlussfassung mitzuwirken.

Eine Änderung der Satzung und der Präambel bedarf einer Zweidrittel-Mehrheit der stimmberechtigten Mitglieder. Stimmberechtigt sind die nach § 3 dieser Satzung berufenen Mitglieder des Komitees.

Die Satzung wurde am 25.06.2001 von den Mitgliedern des Klinischen Ethik-Komitees beschlossen und mit Beschluss vom 01.11.2006 geändert.

M 19

Geschäftsordnung
des
Klinischen Ethik-Komitees (KEK) der MHH

1. Sitzungen des KEK

- Das KEK kommt alle drei Wochen für zwei Zeitstunden zu einer ordentlichen Sitzung zusammen.
- Die Zusammensetzung, Arbeitsweise und Aufgaben entsprechen der Präambel und Satzung des KEK.
- Die Geschäftsordnung regelt das weitere Vorgehen des KEK auf der Basis seiner Satzung.

2. Vorstand des KEK

- Der Vorstand des KEK (vgl. § 4 der Satzung) trifft sich alle 14 Tage zur Vorstandssitzung.
- Zu den Aufgaben des Vorstands gehört die Vorbereitung der ordentlichen KEK-Sitzungen, die Erstellung der Tagesordnung, die Einladung der Mitglieder, die Leitung der KEK-Sitzungen, die Vergabe des Sitzungsprotokolls und die Weiterleitung der Protokolle.
- Der Vorstand vertritt das KEK nach außen. Dazu gehören insbesondere die Kontakte mit dem Präsidiumsmitglied für Krankenversorgung und mit der Klinikkonferenz, sowie die Öffentlichkeitsarbeit und Darstellung des KEK innerhalb und außerhalb der MHH.
- Der Vorstand koordiniert den Austausch mit internen und externen Expertinnen und Experten.
- Der Vorstand erarbeitet jährlich für das Präsidiumsmitglied Krankenversorgung und die Klinikkonferenz einen Geschäftsbericht und stimmt ihn mit den Mitgliedern des KEK ab.
- Der Vorstand ist verantwortlich für die Verwaltung des Budgets und berichtet darüber dem KEK.
- Der Vorstand beschließt im Einvernehmen mit dem KEK, ob ein ausscheidendes Mitglied ersetzt wird. Dabei sind insbesondere die unterschiedlichen Perspektiven innerhalb des KEK zu bewahren. Vorschläge zur Neubesetzung werden gemäß § 3 der Satzung gesammelt. Der Vorstand wählt in

Absprache mit dem KEK aus dieser Liste eine Kandidatin oder einen Kandidaten aus und schlägt sie/ihn dem Präsidiumsmitglied Krankenversorgung zur Nachbesetzung vor.

3. Fallberatungen

- Fallanfragen können an alle Mitglieder des KEK herangetragen werden. Im Verlauf der Beratung soll die Anfrage schriftlich niedergelegt werden.
- Die Kontaktperson des KEK ist befugt, erste Sondierungsgespräche zu führen. Falls sich in diesen Gesprächen bereits eine Lösung aus Sicht der ratsuchenden Person ergibt, berichtet die Kontaktperson in der nächsten KEK-Sitzung über die Anfrage, so dass das Vorgehen diskutiert werden kann. Grundsätzlich gilt: je mehr Personen und Perspektiven an einem Konflikt beteiligt sind, um so sinnvoller ist eine Fallberatung durch das KEK.
- Die Kontaktperson informiert den Vorstand über die Fallanfrage. Der Vorstand entscheidet, ob die Anfrage vom KEK behandelt und ob ggf. eine Fallberatung einberufen werden soll. Über nicht angenommene Anfragen wird das KEK informiert.
- Der Vorstand benennt ein Mitglied des KEK als Koordinator/in für die weitere Fallberatung.
- Aufgaben der Koordinatorin oder des Koordinators im Falle einer Beratungssitzung sind:
  - Ort und Termin der Beratungssitzung festzulegen,
  - die für die Ethikberatung notwendigen KEK-Mitglieder zu der Sitzung einzuladen und die Fallanfrage in der Einladung kurz darzulegen,
  - festzulegen, wer außer der anfragenden Person und den KEK-Mitgliedern an der Sitzung teilnehmen soll,
  - die Beratungssitzung zu leiten,
  - das Protokoll der Beratungssitzung zu vergeben und
- das Protokoll später an alle beteiligten KEK-Mitglieder weiterzuleiten.
- Die personellen Voraussetzungen für eine Ethikberatung regelt § 5 der Satzung. Bei eiligen Anfragen, die eine Beratung innerhalb von 24 Stunden erforderlich machen, können auch weniger als drei Mitglieder des KEK die Ethikberatung durchführen.

- Vor der Beratungssitzung informieren sich die teilnehmenden KEK-Mitglieder gegenseitig, falls aktuelle Entwicklungen des Problems bekannt geworden sind.
- In der Beratungssitzung wird der aktuelle Stand der problematischen Situation erfragt. Dadurch soll insbesondere der konkrete ethische Konflikt der ratsuchenden Person deutlich werden. Die Ethikberatung erfolgt als Prozessberatung: Die ratsuchenden Personen werden von den KEK-Mitgliedern darin unterstützt, eine für sie tragbare Lösung des moralischen Konfliktes zu finden. Der „Leitfaden für Ethische Fallberatungen an der MHH" wird berücksichtigt.
- Nach der Sitzung wird festgelegt, ob Bedarf für Folgesitzungen besteht und ob mit weiteren an dem Konflikt beteiligten Personen gesprochen werden soll.
- Die an der Beratungssitzung beteiligten KEK-Mitglieder stimmen das Protokoll und den in der Regel zu erstellenden Ergebnisbericht untereinander ab. Die/der Koordinator/in leitet den schriftlichen Ergebnisbericht an die anfragende Person weiter und erläutert ihn ggf. mündlich. Der Ergebnisbericht und das Protokoll der Beratungssitzung werden in der nächsten KEK-Sitzung diskutiert. Der Ergebnisbericht wird, falls sich die Notwendigkeit ergibt, ergänzt und die Änderung der anfragenden Person mitgeteilt.
- Die/der Koordinator/in führt mit der anfragenden Person in zeitlichem Abstand ein Gespräch, um eine Rückmeldung über den Beratungsprozess zu erhalten.
- Das KEK legt fest, ob sich aus der Beratung ein weiterer Handlungsbedarf ergibt. Hierzu gehören etwa weitere klärende Gespräche, das Einsetzen einer Arbeitsgruppe oder das Erarbeiten von Leitlinien.

4. Arbeitsgruppen

- Die Mitglieder des KEK können Arbeitsgruppen (AG) anregen.
- Das KEK entscheidet über die Einrichtung einer AG.
- Die Teilnahme von nicht-KEK-Mitgliedern an den AGs wird ausdrücklich angestrebt.
- Die AGs sind in den ordentlichen Sitzungen berichtspflichtig.

5. Leitlinienarbeit

- Das KEK kann gemäß § 6 der Satzung beschließen, Leitlinien für den Umgang mit wiederkehrenden ethischen Konfliktsituationen zu entwickeln. Diese werden in enger Kooperation mit den davon betroffenen Mitarbeiterinnen und Mitarbeitern erarbeitet.
- Die Implementierung der Leitlinien erfolgt durch die dafür zuständigen Gremien der MHH.

www.ingramcontent.com/pod-product-compliance
Ingram Content Group UK Ltd.
Pitfield, Milton Keynes, MK11 3LW, UK
UKHW021233031026
15588UKWH00001B/60

9 783631 578308